Kochrezepte bei Krebs

Genießen und gezielt ernähren während der Therapie

Mandy Max und Volker Hoff

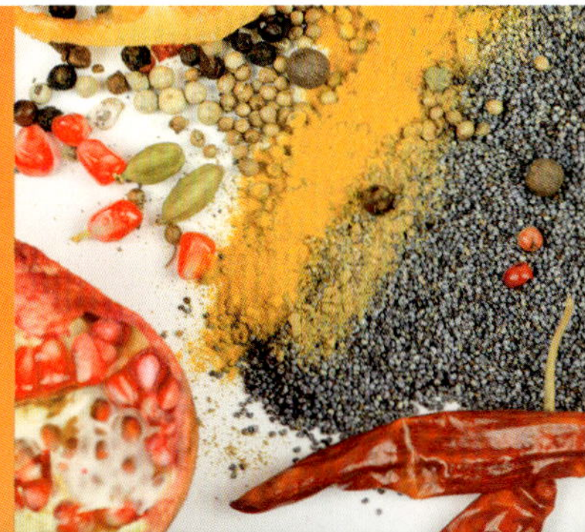

ZUTATENLISTE

Über diesen QR-Code gelangen Sie mit Ihrem Handy zu den Zutatenlisten für die im Buch aufgeführten Rezepte. Voraussetzung ist ein Smartphone mit Kamera.

So gehen Sie vor:

1) Laden Sie einen kostenlosen QR-Code-Reader aus dem Internet auf Ihr Handy herunter.
2) Öffnen Sie die QR-Code-App und scannen Sie den Code auf dieser Seite.
3) Folgen Sie der Internet-Adresse (URL).
4) Sie kommen nun zu einer Liste mit allen Rezepten. Wenn Sie das von Ihnen gewünschte Rezept anklicken, gelangen Sie zur dazug[illegible]
5) Speichern Sie die angez[illegible]
6) Wenn Sie das Handy mi[illegible] [illegible]aben Sie jederzeit Zugriff au[illegible]

Wenn Sie das Internet nutz[illegible] [illegible] je nach Art Ihres Mobilfunkvertrages Kosten [illegible].

Inhalt

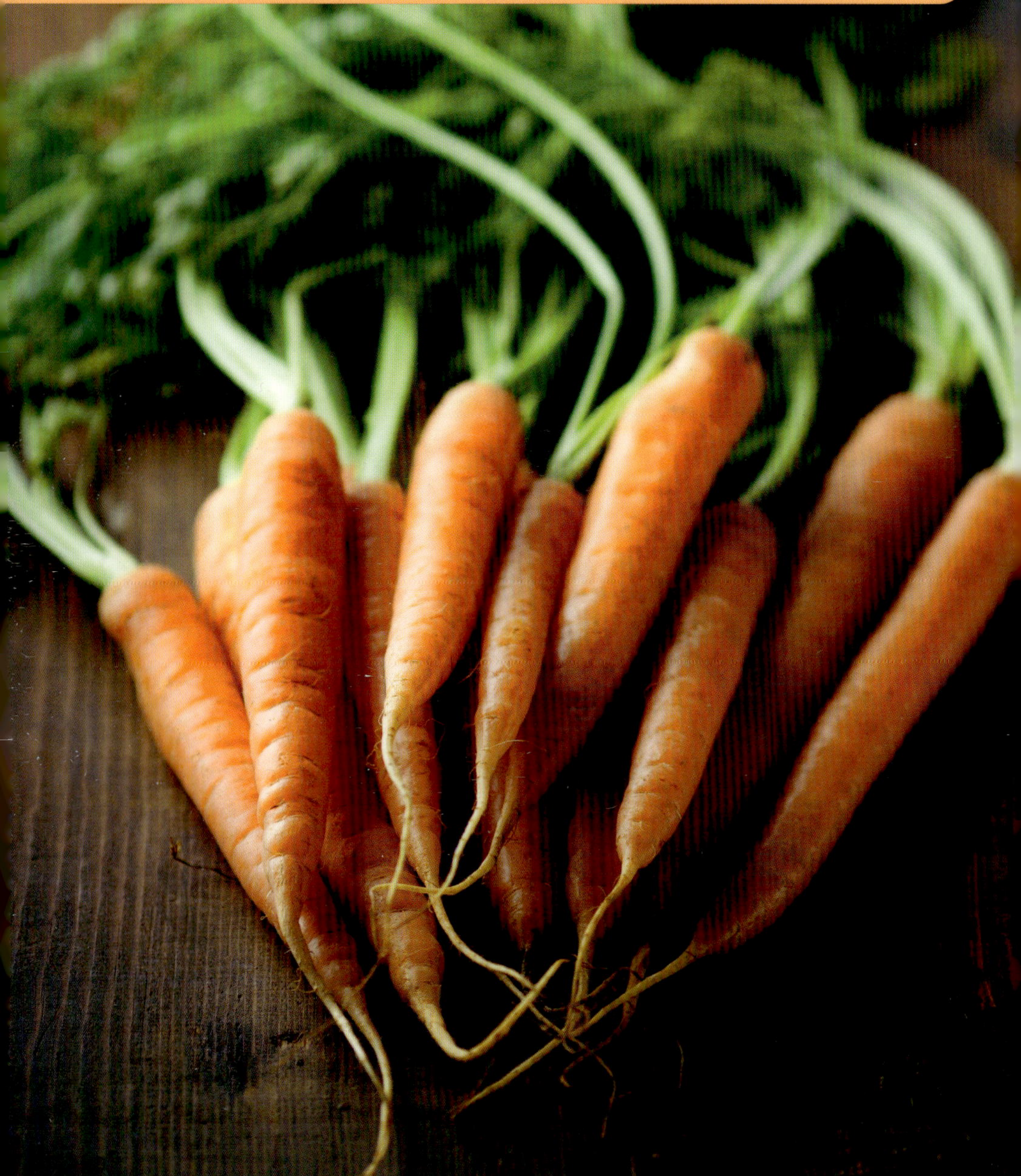

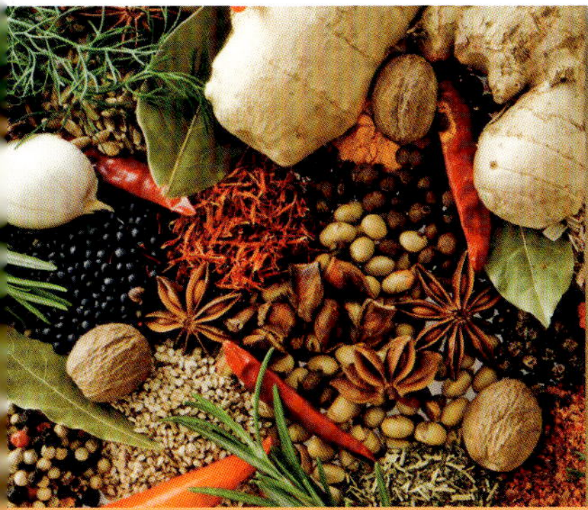

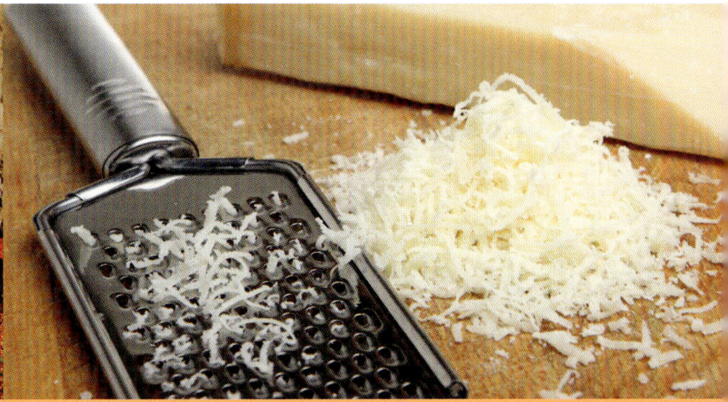

Alle in diesem Werk enthaltenen Informationen wurden von den Autoren und dem Verlag auf das Sorgfältigste recherchiert. Gleichwohl sind Druckfehler und sonstige Falschangaben trotz Überprüfung nicht immer und überall auszuschließen. In solchen Fällen übernehmen weder Verlag noch Autoren die Haftung.

Zu diesem Buch

Die Diagnose Krebs bedeutet einen tiefen Einschnitt im Leben eines Menschen. Nichts ist mehr wie es war. Im Jahr 2006 erkrankten in Deutschland etwa 229 200 Männer und 197 600 Frauen an Krebs. Bei Männern führt Prostatakrebs die Liste der Tumorarten an, bei Frauen der Brustdrüsenkrebs.

Die Krebs- oder Tumortherapie basiert auf drei Säulen. Welche davon zum Einsatz kommen, hängt von der Diagnose und dem Zustand des Betroffenen ab. An erster Stelle steht meist der operative Eingriff, bei dem der Tumor so weit es geht entfernt wird. Daran kann sich eine Chemo- oder Strahlentherapie anschließen – mit unerwünschten Nebenwirkungen. Einige davon, wie Appetitlosigkeit, Durchfall oder Schleimhautentzündungen, führen dazu, dass der Körper nicht mehr ausreichend Energie und Nährstoffe bekommt. Hält dieser Zustand an, mündet er in eine Mangelernährung, die sich negativ auf den gesundheitlichen Zustand des Patienten und auf den Therapieerfolg auswirken kann. Allgemeine Schwäche, Müdigkeit, eine herabgesetzte Immunfunktion und ein erhöhtes Komplikationsrisiko sind nur einige Folgen der Mangelernährung.

In unserer täglichen Arbeit hören wir immer wieder von Menschen, die an Krebs erkrankt sind, dass sie sich mit dem Thema Ernährung alleine gelassen fühlen. Und das, obwohl das richtige Essen während der anstrengenden Behandlungen sehr wichtig ist, um den Körper mit der notwendigen Energie zu versorgen und für die Therapie zu stärken. Zudem kann eine gezielte Speisenauswahl helfen, die Nebenwirkungen etwas zu lindern.

Noch schwieriger wird das Thema Ernährung bei Krebs, wenn noch andere chronische Krankheiten entweder bereits vorhanden sind oder durch die Erkrankung bedingt auftreten. Drei chronische Krankheiten werden in diesem Buch eingehend besprochen und aufgezeigt, wie sie über eine gezielte Ernährungstherapie günstig beeinflusst werden können.

Das vorliegende Kochbuch hilft Betroffenen, Unsicherheiten und Ängste in Bezug auf ihre Ernährung abzubauen und ihre Beschwerden mit Hilfe der richtigen Speisenauswahl zu lindern. Das Buch richtet sich aber vor allem auch an Freunde und Angehörige, damit sie dem an Krebs erkrankten Menschen besser helfen können.

Wir wünschen viel Spaß beim Lesen, gutes Gelingen beim Nachkochen der Rezepte und einen guten Appetit.

Die Autoren

Mandy Max studierte an der MLU in Halle Ernährungswissenschaften. Seit 2009 arbeitet sie in der Flora-Apotheke im sächsischen Werdau und berät Patienten mit chronischen Erkrankungen zu Ernährungsfragen. Hauptaugenmerk liegt hierbei auf der Beratung von Krebspatienten, die sich in einer onkologischen Therapie befinden und unter Ernährungsdefiziten leiden.

Apotheker Volker Hoff studierte an der MLU in Halle Pharmazie. Er ist Inhaber der Flora-Apotheken in Werdau. Ein Schwerpunkt in seiner täglichen Arbeit ist die Betreuung und Beratung von Krebspatienten und deren Angehörigen. Fragen zur optimalen Ernährung von Krebspatienten prägen seine Arbeit seit über zehn Jahren. Hierbei spielen für ihn auch die Familienangehörigen und Freunde der Patienten eine wichtige Rolle. Deshalb wendet sich das vorliegende Buch auch an sie.

Krebs hungert den Körper aus

Krebs ist ein umgangssprachlicher Begriff für Tumoren, die durch ein unkontrolliertes Wachstum entarteter Zellen entstehen. Diese Tumorzellen zeichnen sich durch ein eigenständiges, ungesteuertes und zerstörerisches Wachstum aus, welches sich nicht mehr wie bei gesunden Zellen regulieren lässt.

Zwischen der Entwicklung einer einzelnen Krebszelle und dem Auftreten einer nachweisbaren Krebserkrankung können Jahre vergehen.

Zellen entarten nur, wenn ein irreparabler genetischer Schaden (Mutation) an bestimmten Abschnitten der Erbanlage aufgetreten ist. Fachleute bezeichnen diesen ersten Schritt als Initiation. Dadurch entstehen Defekte in der Wachstumskontrolle, der Zelldifferenzierung und der Kommunikation der Zellen untereinander. Diese Veränderung des Erbgutes wird bei der Teilung auf die Tochterzellen übertragen.

Im nachfolgenden Prozess (Promotion), der sehr lange andauern kann und komplex ist, wachsen die Zellen unkontrolliert und sehr schnell. Die Medizin kann heute schon viele Stoffe beziehungsweise Ursachen benennen, die dieses Wachstum begünstigen. Dazu zählen eine falsche Ernährung, hoher Alkoholkonsum und Rauchen. Diese Ursachen kann man in aller Regel meiden. Andere Auslöser, wie UV-Strahlen, Viren, viele chemische Substanzen oder auch genetische Faktoren, lassen sich kaum oder gar nicht beeinflussen.

Nicht jeder genannte Auslöser lässt sofort Krebs entstehen. Erst sich häufende Mutationen in ganz bestimmten Abschnitten des Erbgutes führen zu einer Entartung der

Zelle (Progression). Oft ist das ein jahrelanger Prozess mit ständiger Einwirkung eines Auslösers oder mehrerer Auslöser.

Ist ein Tumor entstanden, wirkt er sich erheblich auf den gesunden Körper aus. Neben der Verdrängung von gesundem Gewebe, Schmerzen oder Funktionseinschränkungen von betroffenen Organen kann der Tumor selbst auch noch Substanzen produzieren, die dem Körper schaden. So wird zum Beispiel der Abbau der Muskulatur (Proteolyse) und des Fettgewebes (Lipolyse) gesteigert, was zu einem erheblichen Gewichtsverlust führt. Andere Substanzen versetzen den Körper in einen chronischen Entzündungszustand, was den Bedarf an Nährstoffen noch erhöht. Führt man dem Körper nicht die benötigten Makro- und Mikronährstoffe zu, gelangt er in ein Ungleichgewicht von Zufuhr und Verbrauch. Der Betroffene nimmt unweigerlich ab, entwickelt eine Mangelernährung und einen Zustand, der Tumorkachexie genannt wird. Sie ist definiert durch einen hohen, ungewollten Gewichtsverlust, starke Erschöpfung, Untergewicht, eine massive Appetitlosigkeit sowie sehr schlechte Blutwerte.

Tumorerkrankungen fordern dem Körper vermehrt Energie ab, Gewichtsverlust ist die Folge.

Ein frühzeitiges Erkennen der Krankheit und ein guter Ernährungszustand sind für den Verlauf der Therapie und für die Prognose entscheidende Faktoren. Gerade deswegen ist die gesunde und abwechslungsreiche Ernährung so wichtig in der Phase einer schweren Krankheit, wie sie der Krebs ist.

Das braucht der Körper jetzt

Wie im vorangegangenen Abschnitt beschrieben, spielt die Ernährung bei Patienten mit einer Tumorerkrankung eine sehr wichtige Rolle, um Mangelzuständen oder gar Gewichtsverlusten entgegenzuwirken.

In diesem Kapitel widmen wir uns der normalen Ernährung von Patienten, die nicht unter Nebenwirkungen leiden beziehungsweise die Therapie bereits hinter sich haben.

Wer ungewollt abnimmt, sollte bei Milchprodukten zu den fettreichen Varianten greifen.

Ganz wichtig: Es gibt keine speziellen Diäten, die zur Heilung der Krebserkrankung führen. Im Allgemeinen gelten die gleichen Regeln der Ernährung wie für gesunde Personen. Eine ausgewogene und abwechslungsreiche Auswahl laut des Ernährungskreises der Deutschen Gesellschaft für Ernährung (DGE) ist empfehlenswert (s. Abb. S. 10). Demnach sollten täglich komplexe Kohlenhydrate in Form von Vollkornprodukten, Nudeln, Reis oder Kartoffeln verzehrt werden. Eine bunte Auswahl an Gemüse und Obst, auch in Form von Säften, ist ebenfalls täglich zu empfehlen, da sie sehr viele Vitamine, Spurenelemente und Mineralstoffe sowie viele antioxidative Stoffe enthalten. Milch und Milchprodukte, wie Käse, Quark oder Joghurt, liefern neben Fleisch, Wurst und Fisch wertvolles Eiweiß und Energie. Hierbei sollten die fettarmen Produkte bevorzugt werden. Nur wer Probleme damit hat, seinen täglichen Energiebedarf zu decken, kann die Vollfettstufen bevorzugen. Das heißt, Käse über 45 Prozent Fettgehalt wählen, Sahnequark und -joghurt, Vollmilch trinken und zum Zubereiten der Speisen Sahne, Butter und Schmand einsetzen.

Für Fleisch- und Wurstwaren gilt: je magerer, desto besser. Mageres Fleisch besteht hauptsächlich aus Muskulatur und enthält dadurch mehr Eiweiß als Fett. Wurstwaren sollten nur sparsam gegessen werden, weil sie eine ungünstige Zusammensetzung von Fettsäuren haben.

Ein hoher Eiweißgehalt der Nahrung ist sehr wichtig, da der Eiweißverbrauch während einer schweren Krankheit wie Krebs drastisch ansteigt. Im Vergleich zur empfohlenen Zufuhr für einen gesunden Erwachsenen, die bei 0,8 Gramm pro Kilogramm Körpergewicht pro Tag liegt, steigt die Zufuhrempfehlung an Eiweiß bei einer Krebserkrankung auf bis zu 1,5 Gramm pro Kilogramm Körpergewicht pro Tag an. Damit kann ein Abbau der Muskulatur vermindert werden.

Gute Eiweißquellen auch während einer Chemotherapie sind Milchprodukte, Eier, Fisch, Nüsse, Hülsenfrüchte, Sojaprodukte und Kartoffeln.

Oft entstehen unter der Therapie Abneigungen gegenüber Fleisch und Wurstwaren.

Zum Zubereiten der Speisen eignen sich besonders gut pflanzliche Öle. Zum Anbraten oder Dünsten sollten raffinierte Öle, wie Raps- oder Sonnenblumenöl, zum Einsatz kommen und für kalte Speisen native Öle, wie Oliven-, Walnuss- oder Leinöl. Diese Öle sind reich an ungesättigten Fettsäuren, unter anderem an Omega-3-Fettsäuren. Sie tragen dazu bei, Entzündungsprozesse zu mildern.

Für die große Gruppe der Süßigkeiten und Snacks ist Zurückhaltung angesagt. Allerdings nicht in jedem Fall: Bei Problemen mit der Nahrungsaufnahme oder dem Risiko einer Mangelernährung kann auch aus dieser Gruppe etwas mehr verzehrt werden. Empfehlenswert hierbei sind zum Beispiel Quark- oder Obstkuchen, Cremespeisen, Kekse oder auch Schokolade, wobei Vollkornprodukte sowie ein hoher Kakaoanteil in der

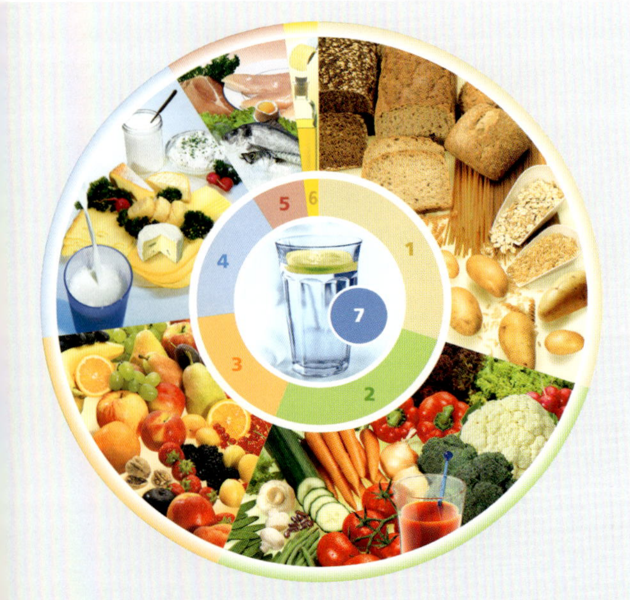

DGE-Ernährungskreis®, Copyright: Deutsche Gesellschaft für Ernährung e. V., Bonn

Schokolade zu bevorzugen sind. Kuchen und Gebäck aus Mürbe- oder Hefeteig sind Blätterteig oder Plunderteilchen vorzuziehen.

Eine weitere wichtige Gruppe bilden die Getränke. Täglich sollten mindestens eineinhalb bis zwei Liter getrunken werden. Gerade in der Phase der Chemotherapie ist es wichtig, viel Flüssigkeit aufzunehmen, um die Abbauprodukte aus dem Körper gut ausscheiden zu können. Neben Wasser und Mineralwasser eignen sich auch Tees oder Saftschorlen. Fehlt das Durstgefühl, und fällt es deshalb schwer, die tägliche Trinkmenge zu erreichen, hilft es, immer ein gefülltes Glas in Sichtweite zu stellen. Das erinnert ans Trinken.

Die Größe der „Tortenstücke" des DGE-Ernährungskreises zeigt an, welchen Stellenwert die jeweilige Lebensmittelgruppe in der Ernährung haben sollte.

Wenn Sie sich gerade in einer Chemotherapie befinden, sollten Sie einige Lebensmittel komplett meiden. Hierzu gehört die Grapefruit als Obst und auch als Saft. Der Grund: Sie enthält eine Substanz, die den Abbau bestimmter Arzneistoffe im Körper verändern kann.

Auch Johanniskraut- und Ginkgopräparate sollten Sie meiden. Sie können die Wirkung einiger Medikamente verändern. Wenn Sie zusätzlich zur Therapie Nahrungsergänzungsmittel nehmen möchten, fragen Sie bitte vorher Ihren Arzt um Rat.

Therapie und Nebenwirkungen

Nebenwirkungen treten nicht bei jeder Therapie und nicht bei jedem Betroffenen auf. Selbst auf ein- und dieselbe Chemotherapie können zwei verschiedene Personen ganz unterschiedlich reagieren.

Wir widmen uns in diesem Buch den häufigsten Nebenwirkungen, die sich allesamt auf die Ernährung und dadurch auf den Gesundheitszustand auswirken. Die Kochrezepte werden nach ihrer Eignung bei den drei häufigsten Nebenwirkungen gewichtet.

Mund-, sowie Magen- und Darmschleimhäute können unter einer Strahlen- und Chemotherapie massiv leiden.

Sowohl bei der Chemotherapie als auch bei der Strahlentherapie können Schleimhautschäden auftreten, die starke Entzündungen nach sich ziehen können. Bei der Strahlentherapie bleiben sie oft lokal auf den Strahlenbereich, zum Beispiel den Mund- und Rachenbereich, begrenzt. Die Chemotherapie wirkt im gesamten Körper und kann deshalb auch die Schleimhäute im Verdauungstrakt schädigen. Beide Therapieformen greifen in den Zellstoffwechsel ein, mit dem Ziel, die Teilung der Tumorzellen zu verhindern beziehungsweise das Absterben dieser Zellen zu erzwingen. Was die Tumorzellen bekämpft, wirkt sich nachteilig auf die gesunden Körperzellen aus. Besonders die sich schnell teilenden Zellen und gut durchblutetes Gewebe wie die Schleimhäute sind von Schädigungen als erste betroffen. Die oberen Schleimhautschichten lösen sich ab, das darunter liegende Gewebe ist schutzlos und entzündet sich leicht. Im Mund- und Rachenbereich behindern die Entzündungen und die damit verbundenen Schmerzen die Nahrungsaufnahme natürlich erheblich.

Aber auch die Schleimhaut in Dünn- und Dickdarm kann betroffen sein. Dort äußern sich die Schäden in Verdauungs- und Resorptionsstörungen und als Folge in mitunter massiven Durchfällen. Gehäufte Stuhlentleerungen mit dünner Konsistenz, die auch mit Schmerzen verbunden sein können, sind die Folge. Weil die Nahrung durch die geschädigte Darmschleimhaut nur noch unzureichend in den Organismus gelangt, mangelt es diesem an wichtigen Nährstoffen. Der Betroffene nimmt ab.

Bei Durchfall ist der Ersatz von Flüssigkeit und Mineralstoffen wichtig. In schweren Fällen eignen sich spezielle Zubereitungen aus der Apotheke.

Infolge der Durchfälle verliert der Körper Wasser und Elektrolyte, was ihn zusätzlich schwächt. Die allgemeine Schwäche, Müdigkeit oder Antriebslosigkeit, auch als Fatigue bezeichnet, tritt bei fast allen Patienten auf. Sie ist unter anderem auch eine Ursache für die Appetitlosigkeit. Manche Betroffenen klagen über eine allgemeine Appetitlosigkeit, versuchen aber trotzdem zu essen. Doch Disziplin hilft nicht immer, denn teilweise entwickeln Patienten regelrechte Aversionen gegen Speisen und Getränke. So entsteht häufig während der Chemotherapie eine Abneigung gegen Fleisch und Wurstwaren. Es nutzt dann nicht, sich zum Verzehr dieser Lebensmittel zu zwingen. Häufig verspüren Betroffene auch Appetit auf bestimmte Nahrungsmittel, doch sobald sie dann vor dem fertigen Essen sitzen, ist dieser schlagartig verschwunden. In diesem Fall sind es oft die Angehörigen, die sich keinen Rat mehr wissen. Es hilft dann, immer wieder Kleinigkeiten anzubieten, sich von festen Essenszeiten zu lösen und vor allen Dingen, nicht die Geduld zu verlieren.

Trotz Beschwerden gut essen

Appetitlosigkeit

Eine der häufigsten Nebenwirkungen der Therapie ist die Appetitlosigkeit. Sie stellt wohl die größte Hürde dar, die Menschen mit einer Tumorerkrankung überwinden müssen, um den täglichen Energiebedarf zu decken und Gewichtsverlusten entgegenzusteuern. Wenn es sich um eine allgemeine Appetitlosigkeit handelt, sind folgende Ratschläge hilfreich.

Wer unter Appetitlosigkeit leidet, ***kommt mit mehreren kleinen Mahlzeiten oft besser zurecht als mit drei großen.***

Trennen Sie sich vom Muster der drei großen Hauptmahlzeiten. Nehmen Sie besser mehrere kleine Mahlzeiten über den Tag verteilt zu sich. Sie können auch zwischendurch immer kleinere Snacks essen, wie fertig geschnittenes Obst, Kekse, einen kleinen Joghurt oder Quark. Auch gegen eine Scheibe Käse oder Wurst oder eine Praline ist nichts einzuwenden.

Die Zubereitung der Speisen und die Einnahme der Mahlzeiten sollten in getrennten Räumen stattfinden, um den Gerüchen der Zubereitung zu entgehen, die Abneigungen manchmal verstärken können.

Einige Kräuter und Gewürze regen den Appetit an und können mit in die Speisenzubereitung einbezogen werden, so zum Beispiel Anis, Fenchel, Petersilie und Basilikum. Auch Bitterstoffe, wie Wermut, Kümmel, Enzian oder Tausendgüldenkraut, wirken gut. Oft gibt es diese Kräuter in Apotheken als Teemischungen oder Extrakte.

Sehr appetitanregend und verdauungsfördernd ist Ingwer. Schneiden Sie ein bis zwei Scheiben von der Knolle ab und lassen diese für einige Minuten in einem Wasserglas ziehen. Trinken Sie aber vor dem Essen keine größeren Mengen davon, denn das füllt den Magen und bremst so das Hungergefühl.

Nehmen Sie die Mahlzeiten in angenehmer Atmosphäre ein. Lassen Sie sich die Gerichte appetitlich anrichten, und decken Sie den Tisch schön, denn das Auge isst schließlich mit. Holen Sie sich beim Garnieren einige Tipps von unseren Bildern. Nehmen Sie sich Zeit beim Essen, und lenken Sie sich ab, eventuell in geselliger Runde oder auch mit Radiohören oder Fernsehen.

Falls Sie nur auf bestimmte Lebensmittel keinen Appetit haben, lassen Sie diese weg. Zwingen Sie sich nicht, sie trotzdem zu essen, denn das könnte zu Abneigungen führen, die auch dann bestehen bleiben, wenn Sie wieder normal essen können.

Schleimhautentzündungen

Unter manchen Therapien, wie etwa der Strahlentherapie im Mund- und Rachenraum oder einigen Chemotherapien, können Schleimhautschäden auftreten, die die Nahrungsaufnahme erschweren. Oft hilft es schon, wenn Sie harte, krümelige, säurehaltige, klebrige, scharfe und stark gewürzte Speisen meiden und auch keine heißen und sehr kalten Gerichte essen beziehungsweise trinken. Sie können zudem feste Speisen pürieren oder generell Suppen bevorzugen. Frisch zubereitete warme Mahlzeiten sollten Sie vor dem Verzehr etwas abkühlen lassen.

Eine gezielte Speisenwahl vermindert Probleme bei der Nahrungsaufnahme.

Kochen Sie Gemüse oder Kartoffeln nicht unnötig lang, um sie weich zu bekommen, denn dadurch gehen viele Vitamine und Mineralstoffe verloren.

Bei den Getränken sollten Sie stillem Wasser, Tee oder milden Saftschorlen den Vorzug geben. Kohlensäure reizt die

Schleimhäute noch zusätzlich. Auch stark säurehaltige Säfte, wie Apfel-, Orangen- oder Traubensaft, sollten Sie meiden. Zu den verträglicheren, weil milden Säften zählen Pfirsich-, Aprikosen- oder Bananensaft. Probieren Sie in schlimmeren Phasen aus, die Getränke mit einem Strohhalm zu trinken. Das wird meist gut vertragen, da sich die Flüssigkeit so nicht erst im Mund verteilen kann.

Alkoholische Getränke und auch Tabak sind tabu. Eine gute Zahnhygiene und Mundspülungen mit Wasser, Tee oder Salbeiextrakten gehören zu den Maßnahmen, die die Nebenwirkung mildern können.

Treten stärkere Beschwerden auf, helfen spezielle Mundspüllösungen aus der Apotheke. Sie enthalten Polyethylenglykol, das reinigend und sekretlösend wirkt, und Natriumhydrogencarbonat, das Säure neutralisiert. Spülungen mit Benzydamin lindern Schmerzen. Die Mundspülungen sollten zu Beginn mindestens viermal täglich, bei bestehenden Rötungen alle zwei Stunden und zusätzlich immer nach dem Essen und vor dem Schlafen erfolgen.

Der Einsatz weicher Zahnbürsten ***und alkoholfreier Mundspülungen schont die Mundschleimhaut.***

Einige Betroffene berichten, dass das Lutschen von Eiswürfeln Linderung bringt. Dafür können Sie Wasser oder auch verdünnte Fruchtsäfte abfüllen und einfrieren. Ananassaft eignet sich gut, denn er enthält Enzyme, die Eiweiße spalten, und unterstützt somit dabei, abgestorbene Zellen und Borken abzulösen.

Durchfall

Eine weitere häufige Nebenwirkung der Therapie ist der Durchfall als Folge der Schleimhautschäden im Verdauungstrakt. Am wichtigsten ist hier der Ausgleich des Flüssigkeitsverlustes. Dieser kann in Form von Getränken wie Wasser, milden Saftschorlen, Tees oder auch herzhaften Brühen oder Bouillons geschehen. Grundsätzlich sollte die Flüssigkeitszufuhr zwei Liter nicht unterschreiten. Bei sehr starken Durchfällen sollte man den Ausgleich mit elektrolythaltigen Getränken vornehmen.

Speisen sollten möglichst ballaststoffarm, nicht blähend und fettarm sein und auf mehrere kleine Mahlzeiten über den Tag verteilt werden. Zudem hilft es, stopfende Lebensmittel zu bevorzugen. Dazu gehören geriebene Äpfel und Karotten, Bananen, Magerquark, Kartoffelbrei, Weißbrot, Rote Bete, Kakao und dunkle Schokolade.

Meiden Sie Lebensmittel mit hohen Gehalten an Milchzucker, wie Kondensmilch, Buttermilch oder Joghurt.

Verzichten Sie auf ballaststoffreiche und blähende Speisen, wie Hülsenfrüchte, Kohlarten und Zwiebelgewächse. Sie reizen den Darm zusätzlich und können Schmerzen verstärken.

Übelkeit

Medikamente gegen Übelkeit müssen regelmäßig eingenommen werden.

Die Übelkeit ist eine weitere Nebenwirkung der Therapie, die gerade an den Tagen direkt nach der Chemotherapie sehr ausgeprägt sein kann. Beim Tumorpatienten kann die Gabe der eingesetzten Arzneimittel einen Brechreflex auslösen. Oftmals werden zusätzlich Medikamente gegen Übelkeit verschrieben. Nehmen Sie diese bitte immer regelmäßig ein, auch schon vor der Chemotherapie.

Meiden Sie an diesen Tagen wenn möglich starke Essensgerüche. Essen Sie langsam und kauen Sie gut. Gut verträglich sind kühle, leicht verdauliche Gerichte wie Milchspeisen.

Trinken Sie nach dem Essen etwas beruhigenden Tee, zum Beispiel Kümmel-, Fenchel- oder Anistee.

Arzneitees nach dem Essen können zur besseren Verträglichkeit der Mahlzeit beitragen.

Legen Sie sich nicht unmittelbar nach dem Essen hin.

Eventuell hilft es, den Mund mit Pfefferminztee oder Wasser auszuspülen, um einen unangenehmen Nachgeschmack zu vermeiden.

Falls es doch zum Erbrechen kommt, spülen Sie den Mund ebenfalls danach aus, trinken einige Schluck Wasser und warten mindestens eine Stunde bis zur nächsten Mahlzeit. Auch hier hilft Ingwer in Form von Ingwerwasser, Ingwertee oder auch Ingwerbonbons.

Chronische Krankheit bei Krebs

Die Kombination aus Krebs und einer chronischen Erkrankung bedarf oft spezieller Kenntnisse über die dann geeignete Ernährung.

Als sei die Diagnose Krebs nicht schon genug, haben einige Betroffene zusätzlich noch eine weitere chronische Erkrankung. Entweder sie bestand schon vorher oder sie ist als Folge der Krebserkrankung neu hinzugekommen. Gerade bei Tumoren des Verdauungstraktes oder der Bauchspeicheldrüse sind Diabetes mellitus oder Laktoseintoleranz nicht selten. Auch die Therapieform kann Einfluss darauf haben. So kann durch eine Chemotherapie der Harnsäurewert im Blut steigen. Betroffene, die schon einen höheren Harnsäurewert aufweisen, können plötzlich unter Gichtsymptomen leiden. Wir nehmen hier drei häufiger auftretende Erkrankungen unter die Lupe. Alle beeinflussen die Ernährung, das Wohlbefinden und somit auch die Lebensqualität des Betroffenen. Sie lassen sich durch die normale Ernährung beeinflussen, zum Teil sogar behandeln.

Sie finden im Folgenden Empfehlungen und Tipps zur besseren und angepassten Ernährung. Für weitere Informationen zu den Krankheiten wenden Sie sich an Ihren Arzt oder Apotheker.

Laktoseintoleranz

In Deutschland sind etwa 15 bis 20 Prozent der Bevölkerung von einer Laktoseintoleranz betroffen, also einer Unverträglichkeit auf Milchzucker (Laktose). Die mit dem Alter abnehmende Aktivität der Laktase, also des Enzyms, das die Laktose spaltet, ist die häufigste Ursache der Laktoseintoleranz. Der sogenannte sekundäre Laktasemangel hingegen resultiert aus Erkrankungen im Magen-Darm-Trakt. Dies können neben chronisch-entzündlichen Erkrankungen oder anderen Intoleranzen auch bösartige Veränderungen im Magen oder Darm sein. Die Symptome der

Laktoseintoleranz – Blähungen, Schmerzen und Durchfälle, sind aber durch eine streng laktosefreie Ernährung vermeidbar.

Für einen gesunden Menschen kann auch eine laktosefreie Ernährung abwechslungsreich und ausgewogen sein. Für einen Tumorpatienten fällt damit allerdings eine große Lebensmittelgruppe weg, die wichtige Eiweißlieferanten beinhaltet. Da sehr viele Tumorpatienten während der Chemotherapie aus Aversion wenig Fleisch essen, womit eine weitere wichtige Eiweißquelle ausfällt, stellt die Laktoseintoleranz eine zusätzliche Herausforderung dar. Alle natürlichen Milchsorten und Milchprodukte, wie Sahne, Joghurt, Quark, Frischkäse und Buttermilch, sind zu meiden. Bei der großen Gruppe der Käsesorten gilt: Je härter, desto besser wird er vertragen. Hartkäsearten wie Parmesan und Gouda sowie Schnittkäse enthalten weniger Laktose als Weichkäse, Schmelzkäse und Frischkäse. Eine Ausnahme bildet hier der Sauermilchkäse, der durch den Entzug der Molke und den mikrobiellen Abbau der Laktose praktisch gar keinen Milchzucker enthält und so immer vertragen wird. Auch muss bei den Käsearten die Zubereitung und Herkunft berücksichtigt werden. Der echte Feta aus Schafs- oder Ziegenmilch und der Mozzarella aus Büffelmilch haben einen sehr geringen Gehalt an Laktose und werden daher meist problemlos vertragen.

Mit einer laktosefreien Ernährung lassen sich die Beschwerden sehr gut vermeiden.

In der nachfolgenden Tabelle sind einige Milchprodukte und deren Laktosegehalt aufgelistet.

Lebensmittel	Laktose in g/100g
Milchprodukte	
Kuhmilch 3,5 %	4,7
Ziegenmilch	4,2
Kondensmilch 7,5 %	9,3
Buttermilch	4
Sahne 30 %	3,3
saure Sahne 10 %	3
Sahnejoghurt 10 %	3,7
Speisequark, Magerstufe	3,2
Speisequark, 40 %	2,6
Crème fraîche	2,5
Ricotta	bis 0,3
Butter	bis 0,5
Käse	
Schmelzkäse 20 %	6,3-7,5
Frischkäse 50 %	3,4
Feta 45 %	0,5
Camembert 45 %	0,1
Ziegenkäse, weich 45 %	0-0,3
Hartkäsesorten (Edamer, Emmentaler, Gouda, Tilsiter, Butterkäse)	bis 0,1
Parmesan	0,05
Harzer Käse	0
Süßspeisen	
Milchschokolade	bis 9,5
Desserts (Pudding, Milchreis, Cremes)	3,5-6,5
Milchspeiseeis	5-7

Quelle: Souci, Fachmann, Kraut; Lebensmitteltabelle für die Praxis

Vorsicht ist auch geboten bei vielen Fertigprodukten, abgepackten Lebensmitteln und Tabletten, in denen Laktose oft als Hilfsstoff zur Pressung verwendet wird.

Im Rahmen der sogenannten „Allergenkennzeichnung“ in der Lebensmittelkennzeichnungsverordnung, die am 25. November

2005 in Kraft getreten ist, muss Milch und somit auch Laktose in abgepackten Lebensmitteln deklariert werden. Diese Forderung wurde nochmals Ende November 2007 in einer Richtlinie (2007/68/EG) über die Etikettierung bei verpackten Lebensmitteln erneuert. Demnach müssen die 14 häufigsten Auslöser von Nahrungsmittelallergien beziehungsweise -unverträglichkeiten auf der Zutatenliste von verpackten Lebensmitteln aufgelistet sein. Wenn Sie auf Arzneimittel angewiesen sind, fragen Sie ihren Apotheker um Rat. Er kann Ihnen sagen, ob es sich um ein für Sie unbedenkliches Produkt handelt.

→ **Vorsicht ist geboten, wenn auf der Verpackung einer der nachfolgenden Inhaltsstoffe steht:**
Laktose, Laktosemonohydrat, Milchzucker, (entrahmte) Milch, Milchpulver, Vollmich (-pulver), Magermilch (-pulver), Molke (-npulver), Süßmolke (-npulver), Sauermolke (-npulver), Sahne (-pulver), Molkenerzeugnis, Rahm, süße oder saure Sahne, Butter.

→ **Unbedenklich sind:**
Laktat, Milcheiweiß, Milchsäure, Milchsäurebakterien, milchsauer vergorene Produkte, Stärke, Verdickungsmittel, Bindemittel, Backmittel.

Die laktosefreie Ernährung birgt oft das Risiko eines Kalziummangels. Daher ist darauf zu achten, genügend Lebensmittel mit hohem Kalziumgehalt zu sich zu nehmen. Dazu zählen Emmentaler, Edamer, Sesam, Amaranth, Mandeln, grünes Gemüse wie Petersilie, Grünkohl, Spinat, Rucola oder Brokkoli, Fenchel und Sojabohnen sowie Produkte daraus, zum Beispiel Tofu oder Sojamilch.

Das große Angebot an laktosefreien Produkten erleichtert eine Ernährung ohne Verzicht.

Beim Kochen stellt sich häufig die Frage, wie man die Milchprodukte in den Gerichten ersetzen kann. Als gute Alternativen eignen sich Sahne und Creme auf Sojabasis oder wenn es zum Gericht passt, auch die süßeren Kokosprodukte. Als Alternative zur Milch können Soja-, Reis-, Hafer- oder Mandeldrinks dienen. Natürlich gibt es mittlerweile auch zahlreiche laktosefreie Produkte zu kaufen.

Im Rezeptteil finden Sie viele Rezepte, die völlig frei von Laktose sind und sich somit bei einer Intoleranz eignen. In anderen Rezepten können Milch und Milchprodukte durch laktosefreie Produkte ersetzt werden, um die Verträglichkeit dieser Gerichte zu verbessern. Probieren Sie es einfach aus.

Hyperurikämie

Die Hyperurikämie ist eine Erkrankung, die mit erhöhten Harnsäurewerten im Blutplasma einhergeht. Sie kann sich als Gicht manifestieren. Harnsäure entsteht im Körper als Folge des Abbaus sogenannter Purine, die der Organismus selbst herstellt.

Eine erhöhte Harnsäurekonzentration ***wird oft jahrelang nicht erkannt.***

Beim Menschen werden die Purine nur bis zur Stufe der Harnsäure abgebaut, die in kleinen Mengen über den Urin ausgeschieden werden kann. Harnsäure entsteht nicht nur im Körper, sondern wird auch in Form von Purinen mit der Nahrung aufgenommen – hauptsächlich aus tierischen Lebensmitteln, Bier und Hülsenfrüchten. Überschreitet die Harnsäure im Blut einen bestimmten Wert, der bei 6,4 Milligramm pro Deziliter (mg/dl) liegt, kristallisiert sie aus und lagert sich in bestimmten Geweben ein, bevorzugt an kleinen Gelenken wie dem Großzehengrundgelenk, der Ohrmuschel oder den Nieren. Die Kristallablagerungen verursachen Entzündungsherde, die sich in starken, anfallsartigen Schmerzen äußern, den Hauptsymptomen einer Gicht.

Im späteren Verlauf der Erkrankung sammeln sich die Kristalle knotenförmig um die Gelenke, die dadurch in ihrer Funktion eingeschränkt sind und arthritische Beschwerden auslösen. Des Weiteren können sich Harnsäuresteine in den Nieren bilden. Sie verursachen dann kolikartige Schmerzen. Die Hyperurikämie kann durch eine gezielte Ernährungstherapie beeinflusst werden. Bei bekannten erhöhten Harnsäurewerten kann die richtige Ernährungsweise den Ausbruch der Gichterkrankung verzögern oder verhindern.

Bei der Ernährungstherapie wird grundsätzlich zwischen einer purinarmen und einer streng purinarmen Diät unterschieden, wobei sich die Werte der aufgenommenen Purine auf eine Woche beziehen. Die purinarme Kost sollte während der gesamten Zeit mit erhöhten Harnsäurewerten eingehalten werden, wobei hier höchstens 3000 Milligramm (drei Gramm) Harnsäure pro Woche aufgenommen werden dürfen. Dies ist schon zu erreichen, indem man den Verzehr von Hülsenfrüchten, Innereien, Meeresfrüchten und Alkohol einschränkt und maximal 100 Gramm Fleisch, Wurst oder Fisch pro Tag isst.

Purine kommen in allen Zellen vor. Sie sind Grundbausteine für die Erbsubstanz.

Während akuter Gichtschübe sollten die Empfehlungen der streng purinarmen Kost eingehalten werden. Dann dürfen es nur maximal 2000 Milligramm (zwei Gramm) Harnsäure pro Woche sein. Hülsenfrüchte, Innereien, Meeresfrüchte und Alkohol sind in dieser Phase verboten, und den Fleisch-, Wurst- und Fischverzehr sollte man auf ein- bis zweimal wöchentlich je 100 Gramm begrenzen.

Bei beiden Diäten sollten viele Milchprodukte und Eier als Eiweißlieferanten, purinarmes Gemüse und jegliches Obst auf dem Speiseplan stehen. Brot, Backwaren, Kartoffeln, Nudeln und Reis eignen sich als vorrangige Energielieferanten. Eine eiweißreiche Ernährung ist ratsam, da Eiweiß die Ausscheidung von Harnsäure fördert. In der nachfolgenden Tabelle sind geeignete und weniger geeignete Lebensmittel zusammengefasst.

Gesamtpurine (Harnsäure) in Milligramm (mg) pro 100 Gramm (g) Lebensmittel	
nicht geeignet > 300 mg	Kalbsbries, Bierhefe, Bäckerhefe, Leber, Innereien, Forelle, Thunfisch, getrocknete Steinpilze
mäßig geeignet 100 mg-300 mg	Fleisch und Geflügel, Fisch, Meeresfrüchte, Sojabohnen, Mohn, Hülsenfrüchte, Leinsamen, Sonnenblumenkerne, Rosinen
geeignet < 100 mg	magere Wurstwaren, geräucherter Aal, Getreide, Erbsen, Brokkoli, Artischocke, Porree, Schwarzwurzel, Rosenkohl, Spinat, Blumenkohl, Grünkohl, Kürbis, Paprika, Mais, grüne Bohnen, Steinpilze, Champignons, Erdnüsse, Sesam, Trockenobst, Banane, Kakaopulver, Tofu
ohne Bedenken < 40 mg	Brot, Brötchen, Weißbrot, Nudeln, Reis, Milch, Milchprodukte, alle bisher nicht genannten Gemüsearten, Obst, Eier, alkoholfreies Bier

Quelle: Souci, Fachmann, Kraut; Lebensmitteltabelle für die Praxis

Der tägliche Flüssigkeitsbedarf lässt sich mit Wasser, Mineralwasser, Tee und Saftschorlen decken. Alkohol vermindert die Harnsäureausscheidung beziehungsweise ist auch für einen vermehrten Anfall von Harnsäure verantwortlich. Im Rahmen einer Tumorerkrankung sollte komplett darauf verzichtet werden.

Im Rezeptteil werden Gerichte als geeignet empfohlen, wenn in einer Portion weniger als 150 Milligramm Purine enthalten sind.

Diabetes mellitus

Im Folgenden geht es nur um den Typ-2-Diabetes. Über 80 Prozent der davon Betroffenen sind übergewichtig. Mit einer Änderung der Ernährungsgewohnheiten lässt sich ein Typ-2-Diabetes in vielen Fällen zurückdrängen.

Glukose ist der Zucker, in den der Körper alle mit der Nahrung zugeführten Zucker sowie Stärke spaltet. Insulin wird in den Langerhansschen Inseln der Bauchspeicheldrüse gebildet und dient als Schlüssel für die Glukosebausteine, die in die Zellen eingeschleust werden sollen. Ist kein Insulin vorhanden oder die Wirkung herabgesetzt, führt dies unweigerlich zum Anstieg des Blutzuckers und zur verminderten Energieversorgung der Zellen.

Einem Typ-2-Diabetes liegt eine Insulinresistenz der peripheren Zellen zugrunde. Insulin als Schlüssel kann die Zelltüren nicht mehr weit genug öffnen. Um die Insulinresistenz auszugleichen, produziert die Bauchspeicheldrüse immer mehr Insulin – und erschöpft sich dadurch irgendwann selbst. Weil es nun an Insulin mangelt, steigt der Blutzuckerspiegel, der Diabetes hat sich manifestiert. In seltenen Fällen kann ein Diabetes auch Folge einer Tumorerkrankung sein.

Die Symptome bleiben bei Typ-2-Diabetes häufig sehr lange unentdeckt. Typisch sind Müdigkeit, Abgeschlagenheit und starker Durst in Kombination mit häufigem Wasserlassen. Folgen, die erst später zum Tragen kommen, sind Gefäßerkrankungen, die zum Beispiel zu Netzhautschäden, Nierenschäden oder Durchblutungsstörungen der Beine führen, aber auch vermehrt zu Herzinfarkt und Schlaganfall. Auch Nervenschädigungen mit zum Beispiel Taubheitsgefühlen oder Muskelschwäche können Folgen sein.

Ein schlecht eingestellter Diabetes kann Symptome wie Abgeschlagenheit und Müdigkeit noch verstärken.

In vielen Studien wurde ein Zusammenhang des Typ-2-Diabetes mit Übergewicht und Fettsucht (Adipositas) festgestellt, was das Übergewicht als einen entscheidenden Ursachenfaktor hervorhebt. In der Ernährungstherapie des Diabetikers steht aus diesem Grund auch die Gewichtsnormalisierung im Vordergrund. Es gilt wie beim gesunden Menschen die ausgewogene, abwechslungsreiche und fettarme Ernährung nach den zehn Regeln der Deutschen Gesellschaft für Ernährung in Verbindung mit einem aktiven Lebensstil.

Reichlich Gemüse, Milch, naturbelassene Milchprodukte, mageres Fleisch, Fisch und wenig Fett in Form von Ölen kann der Diabetiker ohne Bedenken verzehren. Kohlenhydrate beeinflussen den Blutzuckerspiegel, sollten aber trotzdem einen Anteil von etwa 55 Prozent der täglichen Gesamtenergiemenge ausmachen, wobei auf die Art der Kohlenhydrate zu achten ist. Die Aufnahmegeschwindigkeit und somit das Anfluten von Glukose in die Blutbahn sind wesentlich. Bildlich gesehen könnten die Kohlenhydrate wie in nachfolgender Tabelle eingeteilt werden. Kohlenhydrathaltige Lebensmittel, die den Blutzuckerspiegel nur langsam ansteigen lassen, sind zu bevorzugen.

Lebensmittel	Verfügbarkeit
Zucker, Süßigkeiten, zuckerhaltige Getränke, Eiscreme, Desserts, Torten, gesüßte Milchprodukte, Limonaden, Säfte	schießen ins Blut
Obst, Weißmehlprodukte, Kuchen, dunkle Schokolade	strömen ins Blut
Vollkorngetreideprodukte, Kartoffeln, Reis	fließen ins Blut
Milch und Naturmilchprodukte	tropfen ins Blut
Gemüse, Hülsenfrüchte	sickern ins Blut

Vollkornprodukte sollten die größte Gruppe der kohlenhydratreichen Lebensmittel ausmachen, denn sie lassen den Blutzucker nur langsam ansteigen, sättigen gut und liefern Ballaststoffe, Vitamine und Mineralstoffe.

Auf Süßigkeiten wie Kekse, Kuchen, Eis oder Desserts muss dennoch nicht verzichtet werden. Gemäß den Leitlinien der Deutschen Diabetes Gesellschaft ist eine moderate Aufnahme von Zucker bis zu 50 Gramm pro Tag erlaubt, inklusive Zucker in Lebensmitteln, in Honig, Sirup und Fruchtsäften. Die in jedem Supermarkt angebotenen Diabetikerprodukte sind überflüssig, denn sie enthalten viel Fett, Süße aus Fruchtzucker oder Süßstoffen und sind zudem teuer. Nach wissenschaftlichen

Erkenntnissen werden dem Fruchtzucker (Fruktose) sogar negative Effekte zugeschrieben. So fördert er das fruktoseinduzierte metabolische Syndrom und begünstigt auf diese Weise Übergewicht und Typ-2-Diabetes.

➔ Die Rezepte im Buch basieren auf einer gesunden, abwechslungsreichen und nährstoffliefernden Ernährung. Sie sind hauptsächlich auf die Bedürfnisse des Tumorpatienten ausgerichtet. Aus diesem Grund finden Sie auch keine Hinweise zu Broteinheiten in diesem Buch.

Bei der Eiweiß- und Fettzufuhr gelten die gleichen Regeln wie beim Gesunden. Der Eiweißgehalt sollte nicht mehr als 15 Prozent der Gesamtenergie betragen oder 0,8 Gramm pro Kilogramm Körpergewicht. Das wären 56 Gramm Eiweiß am Tag für eine Person mit einem Gewicht von 70 Kilogramm. Der Fettanteil sollte 30 Prozent der Gesamtenergie nicht überschreiten, oder anders gesagt: nicht mehr als 60 bis 70 Gramm Fett am Tag. Dabei ist darauf zu achten, dass bei der Zubereitung von Speisen möglichst immer pflanzliche Öle bevorzugt werden und Fertigprodukte einen niedrigen Fettgehalt haben. Fettreiche Kaltwasserfische und Nüsse machen hierbei eine Ausnahme, da ihre Fettsäurezusammensetzung sehr gut und gesund ist. Zudem liefern diese Lebensmittel hochwertiges Eiweiß.

Süßigkeiten sind für Diabetiker nicht verboten, solange es sich um einen moderaten Konsum handelt.

Eine Gewichtsreduktion ist beim Typ-2-Diabetes von entscheidender Bedeutung, da sich damit meist die Insulinresistenz und folglich die Blutzuckerwerte verbessern. Bei Tumorpatienten ist eine Gewichtsabnahme nicht erwünscht. Hauptaugenmerk liegt hier in einer ausreichenden Versorgung mit Energie und Eiweiß sowie der Blutzuckerstabilisierung durch Zufuhr von komplexen Kohlenhydraten.

Zu den Rezepten

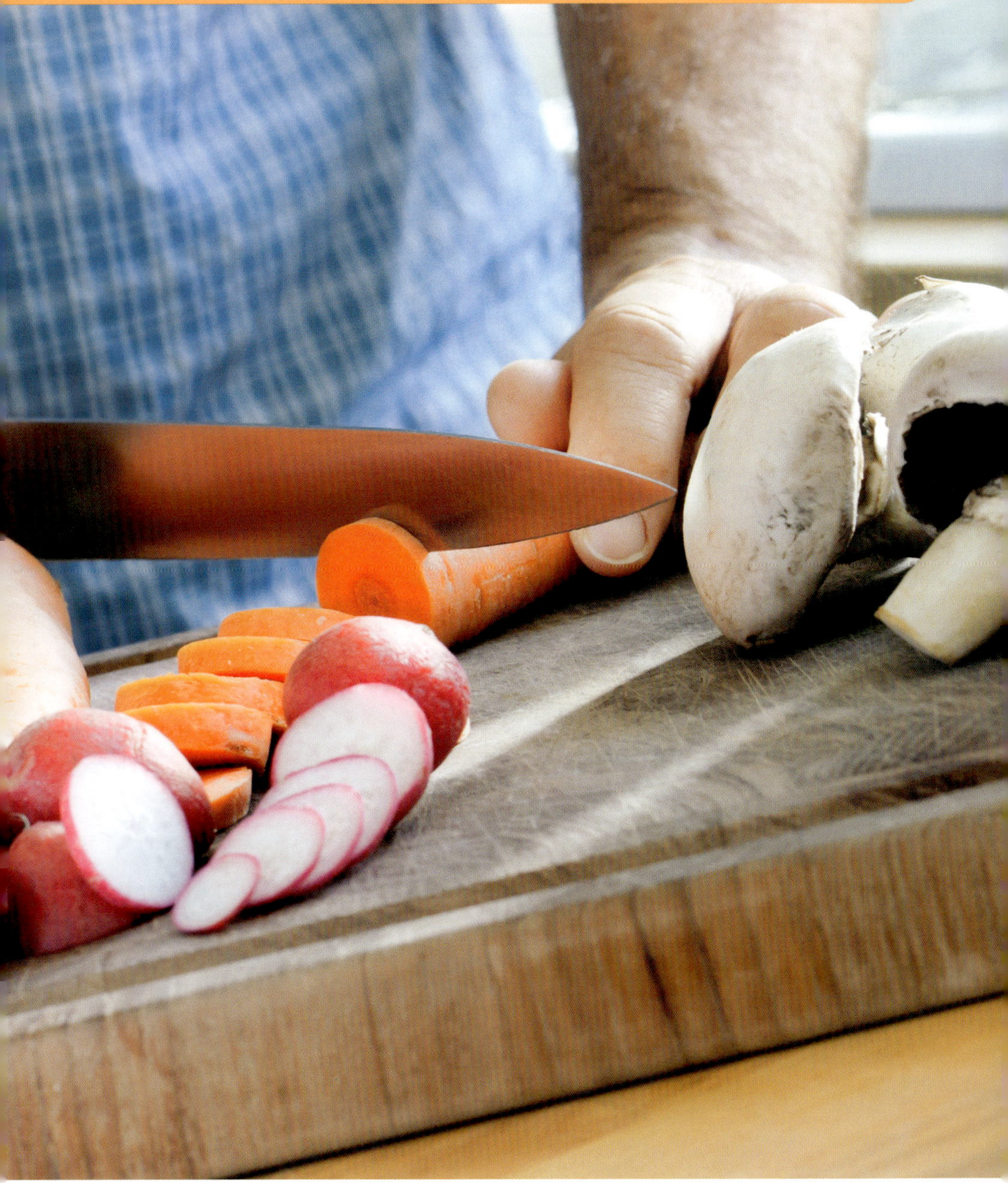

Die Zutaten der Gerichte sind immer für **vier Portionen** angegeben. Neben der Beschreibung der Zubereitung sind für die Gerichte die acht wichtigsten Nährwerte aufgelistet. Zusätzlich zu den Hauptnährwerten haben wir krankheitsspezifisch Kochsalz, Cholesterin- und Harnsäuregehalt sowie Laktosemenge mit aufgeführt. Vorsicht, die Nährwertangaben beziehen sich alle auf **eine Portion**. Für die Eignung der Gerichte bei den unterschiedlichen chronischen Krankheiten haben wir teilweise Grenzwerte gesetzt, die Sie in den einzelnen Kapiteln finden. In einer Art Ampelsystem erkennen Sie auf einen Blick, ob die Gerichte bei bestehenden Therapie-Nebenwirkungen für Sie geeignet sind.

Verzeichnis der Abkürzungen

EL	=	Esslöffel
F.i.Tr.	=	Fett in der Trockenmasse
FS	=	Fettsäuren
g	=	Gramm
kcal	=	Kilokalorien
kg	=	Kilogramm
l	=	Liter
ml	=	Milliliter
Msp.	=	Messerspitze
Pck.	=	Päckchen

- Die Farbe Grün gibt die gute Verträglichkeit an.
- Bei Rot lassen Sie die Gerichte vorerst weg.
- Die Farbe Orange gibt einen Hinweis auf mögliche Unverträglichkeiten beziehungsweise, das Gericht eignet sich dann bei leichten Nebenwirkungen.

Schauen Sie auch im Tippfeld nach.
Oft werden weitere Hinweise oder Empfehlungen zur besseren Verträglichkeit gegeben. Im Tippfeld werden auch unbekanntere Lebensmittel kurz vorgestellt oder bestimmte Inhaltsstoffe hervorgehoben.

Wir wünschen Ihnen viel Spaß beim Durchstöbern der Rezepte und gutes Gelingen beim Nachkochen.

Allzeit Guten Appetit!

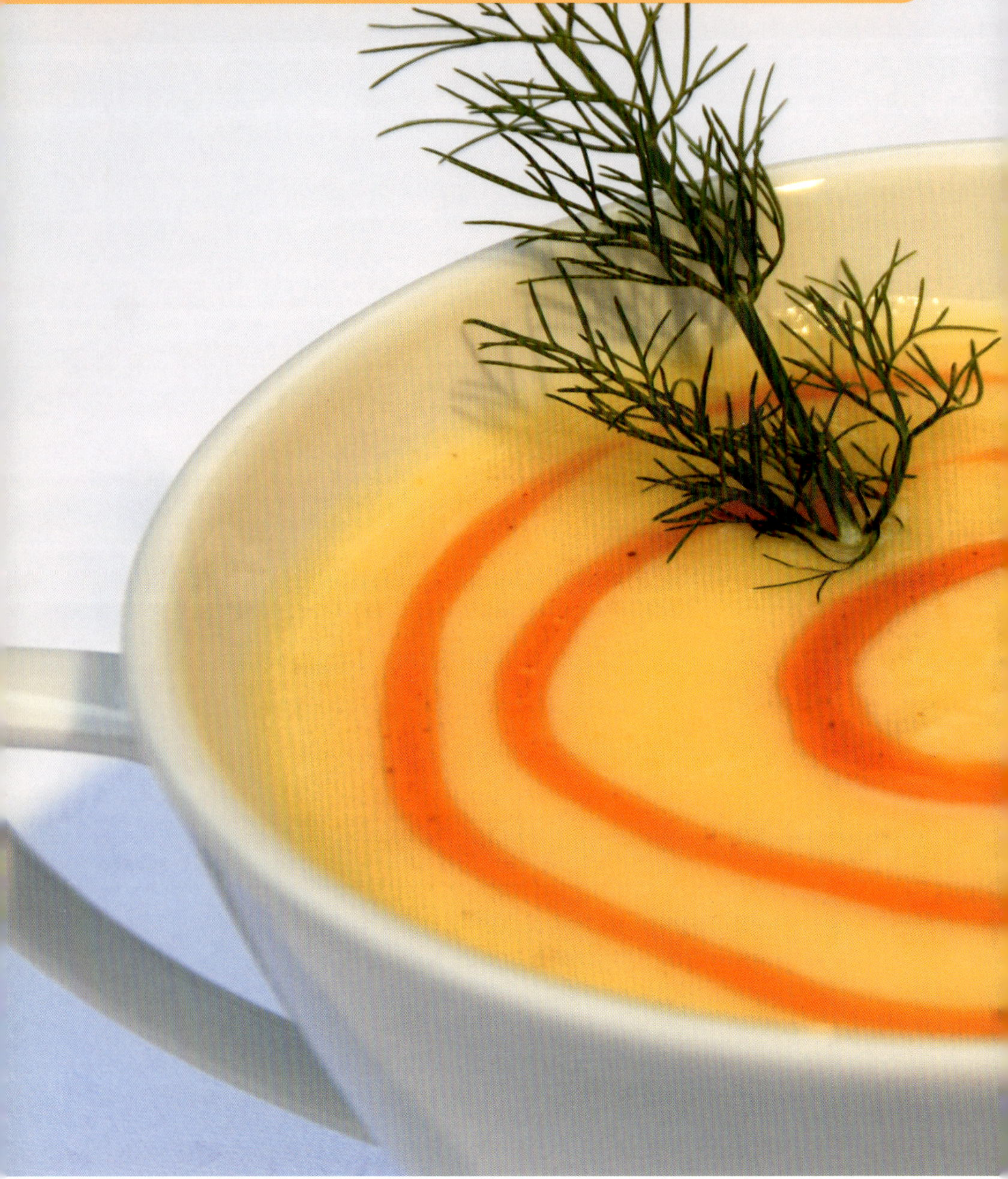

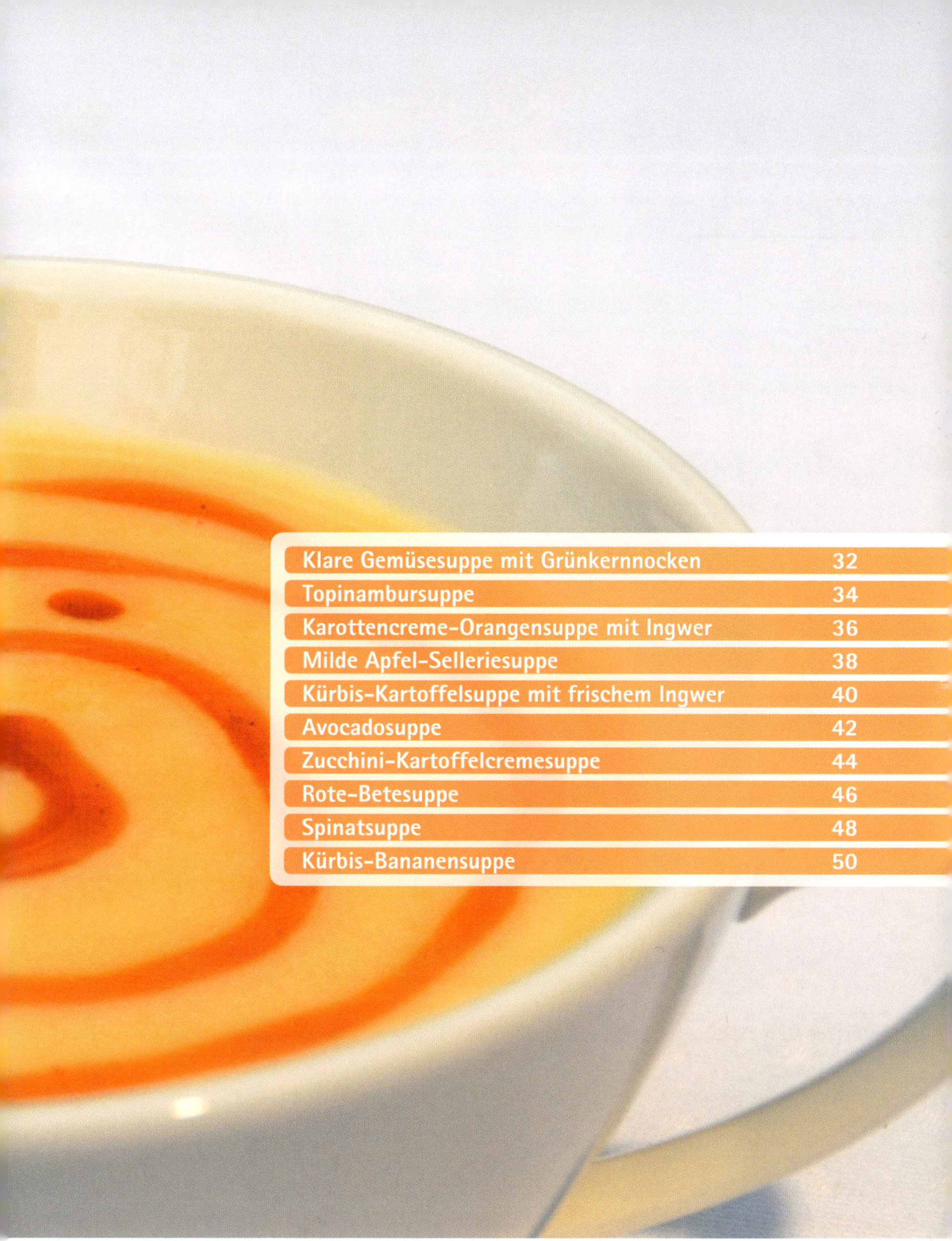

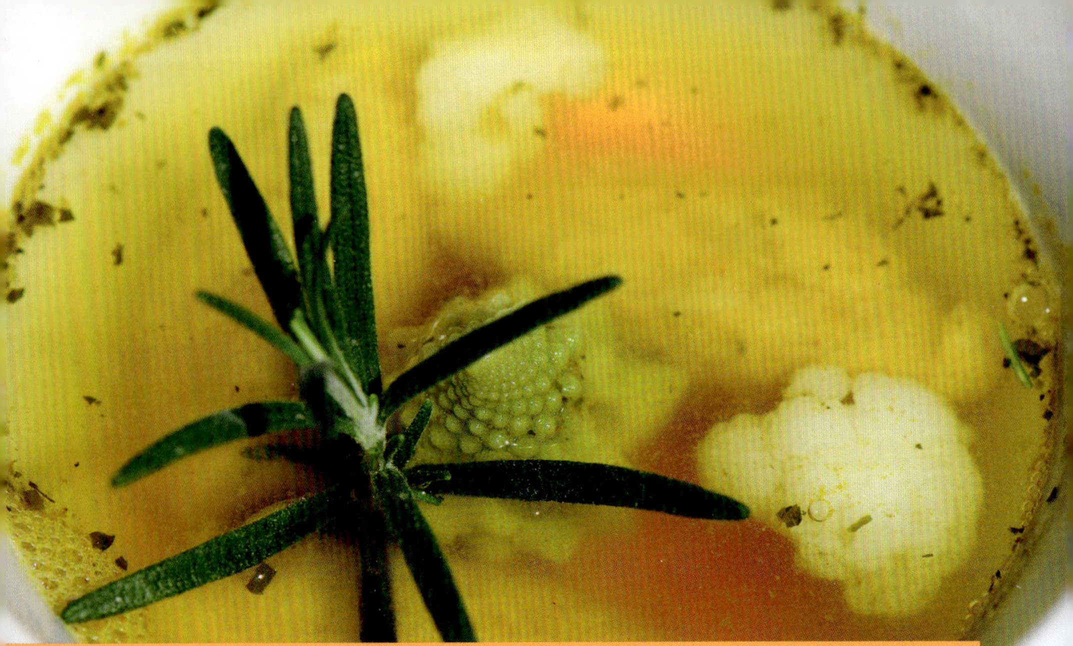

Klare Gemüsesuppe mit Grünkernnocken

Zutaten	Gemüsesuppe
1 l	Wasser
200 g	Karotten
100 g	Petersilienwurzel
100 g	Zwiebeln
50 g	Knollensellerie
20 ml	Rapsöl
	Meersalz und Pfeffer aus der Mühle
4	Lorbeerblätter
5	Pimentkörner

Zutaten	Nocken
250 ml	Vollmilch 3,5 %
40 g	Butter
100 g	Grünkernschrot
1 Prise	Muskatnuss
1	Ei

Verträglichkeit:

Durchfall
Schleimhautentzündung
Appetitlosigkeit
geeignet bei:
Diabetes, Hyperurikämie

Zubereitung

Das Suppengrün und die Zwiebeln putzen und in Würfel oder Scheiben schneiden.

Das Rapsöl im Topf erhitzen und die frischen Zutaten darin anschwitzen, bis sie Farbe bekommen haben. Anschließend mit dem Wasser aufgießen und für etwa eine Stunde bei mäßiger Hitze ziehen lassen.

Die Gewürze werden erst im letzten Drittel des Kochprozesses hinzugefügt, damit die Dominanz von Lorbeer und Piment den Gemüsegeschmack nicht überdeckt.

Für die Grünkernklößchen in der Zeit die Milch mit der Butter und dem Muskat unter ständigem Rühren aufkochen lassen und das Grünkernschrot einrühren. Die Hitze reduzieren und alles so lange rühren, bis sich aus dem Schrot und der Milch ein glatter Teig ausbildet, der sich vom Boden des Topfes leicht ablöst.

Zum Abkühlen den Teig aus dem Topf nehmen und anschließend das Ei unterrühren.

Zum Verfeinern der Masse kann noch mit etwas Salz oder auch frischen Kräutern abgeschmeckt werden.

Aus dem fertigen Teig werden mit Hilfe von zwei Kaffeelöffeln Nocken geformt, die für die letzten zehn Minuten mit in die köchelnde Gemüsebrühe gegeben werden.

Nährwertangaben

		ohne Nocken
Energie	310 kcal	85,5 kcal
Eiweiß	9 g	2 g
Fett	18 g	5,4 g
davon gesättigte FS	7,6 g	0,5 g
Kohlenhydrate	28 g	6,7 g
davon Zucker	5,5 g	5,3 g
Ballaststoffe	5,3 g	3,8 g
Kochsalz	0,7 g	0,5 g
Cholesterin	96,6 mg	0,1 mg
Harnsäure	57,7 mg	25,6 mg
Laktose	3 g	0 g

Das Rezept der Gemüsesuppe ist ohne die Nocken die Grundlage der Gemüsebrühe für die anderen Gerichte im Buch. Für diese Gemüsesuppe können Sie noch anderes Gemüse verwenden, zum Beispiel Blumenkohl, Romanesco oder auch Erbsen.
Wenn Sie die Nocken mit laktosefreier Milch zubereiten, eignen sie sich auch für Menschen mit Laktoseintoleranz.

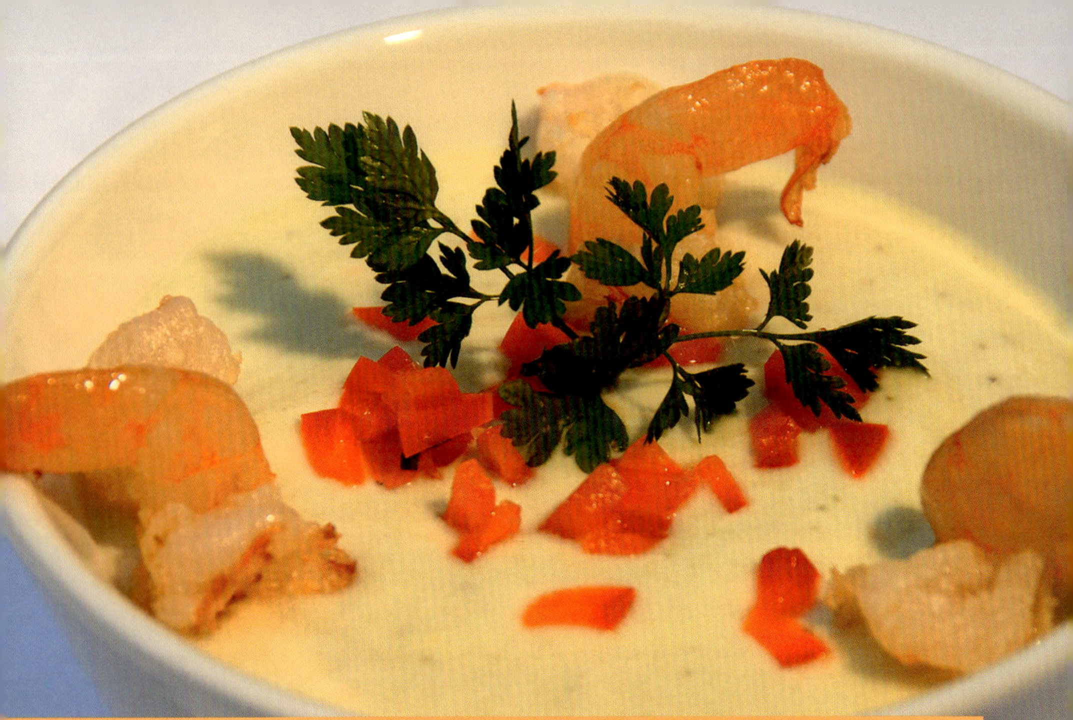

Topinambursuppe

Zutaten

500 g	Topinambur
100 g	Karotten
80 g	Knollensellerie
2	Schalotten
2 EL	Rapsöl
750 ml	Gemüsebrühe
100 ml	Rießling (Weißwein)
150 g	Sahne 30 % Fett
10 ml	Balsamicoessig (dunkel)
1 Prise	frisch geriebener Muskat
	Meersalz und Pfeffer aus der Mühle
	frischer Kerbel oder Petersilie
12	Garnelen

Verträglichkeit:

Durchfall
Schleimhautentzündung
Appetitlosigkeit

geeignet bei:
Diabetes, Hyperurikämie

Zubereitung

Die Topinamburknollen schälen und in gleichmäßige Würfel schneiden. Das Gemüse putzen und ebenfalls klein schneiden.

Das Rapsöl in einem Topf erhitzen und die Würfel unter Rühren andünsten. Die Schalottenwürfel dabei erst zum Schluss unterheben und mit anschwitzen.

Mit der Brühe und dem Weißwein ablöschen und 20 Minuten garen.

Danach die Suppe mit einem Pürierstab pürieren, die Sahne unterrühren und mit den Gewürzen abschmecken.

Die Garnelen werden kurz vor dem Anrichten in Öl gebraten, danach mit etwas Salz oder Knoblauchöl abgeschmeckt und auf die Suppe gesetzt.

Den Kerbel oder die Petersilie über die Suppe streuen und den Balsamicoessig tropfenweise über die angerichtete Suppe träufeln.

Nährwertangaben

Energie	480 kcal
Eiweiß	27 g
Fett	25 g
davon gesättigte Fettsäuren	10 g
Kohlenhydrate	30 g
davon Zucker	8,5 g
Ballaststoffe	6 g
Kochsalz	1,8 g
Cholesterin	214 mg
Harnsäure	123 mg
Laktose	1,2 g

Für die bessere Verträglichkeit bei Durchfall kann Topinambur gegen Pastinaken ausgetauscht und die Zwiebel weggelassen werden. Topinambur enthält Inulin, ein Kohlenhydrat, welches den Blutzuckerspiegel nicht beeinflusst und einen hohen Ballaststoffgehalt hat.

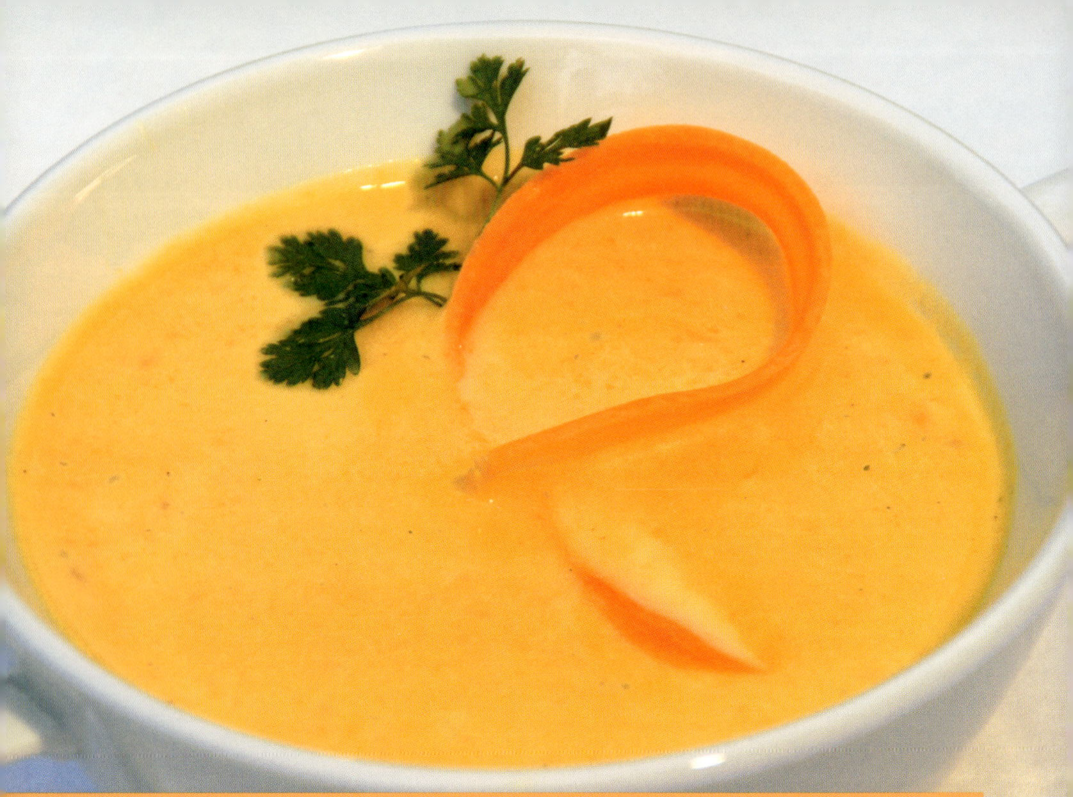

Karottencreme-Orangensuppe mit Ingwer

Verträglichkeit:

Durchfall
Schleimhautentzündung
Appetitlosigkeit

geeignet bei:
Laktoseintoleranz, Hyperurikämie

Zutaten

400 g	Karotten
2	Orangen
100 g	Kartoffeln
2	Schalotten
750 ml	Gemüsebrühe
60 g	Ingwerknolle
30 ml	Rapsöl
20 ml	Kürbiskernöl
	Meersalz aus der Mühle
1 Bund	Brunnenkresse oder Kerbel

Zubereitung

Die Karotten, Kartoffeln und Schalotten schälen, würfeln und im Rapsöl andünsten, wobei die Schalotten erst kurz vor dem Ablöschen mit der Gemüsebrühe mit angeschwitzt werden.

Die Gemüsebrühe wird nach und nach angegossen und alles zusammen gar gekocht.

Die Ingwerknolle putzen und in die Suppe reiben. Anschließend wird alles fein püriert.

Den Saft einer ausgepressten Orange mit in die Suppe rühren und die zweite Orange schälen und filetieren. Die Filets in gleichmäßige Stücke schneiden und mit unter die Suppe heben. Mit etwas Salz abschmecken.

Danach mit der Brunnenkresse oder dem Kerbel garnieren und das Kürbiskernöl tropfenweise über die Suppe träufeln.

Nährwertangaben

Energie	257 kcal
Eiweiß	4 g
Fett	16 g
davon gesättigte FS	3,6 g
Kohlenhydrate	22 g
davon Zucker	16 g
Ballaststoffe	7,4 g
Kochsalz	1,4 g
Cholesterin	9,5 mg
Harnsäure	66,5 mg
Laktose	0 g

Der Ingwer hat eine appetitanregende, verdauungs- und durchblutungsfördernde Wirkung. Darüber hinaus hilft er gegen Übelkeit, Blähungen und Durchfall.
Die Schalotten sollten bei Durchfall weggelassen werden.

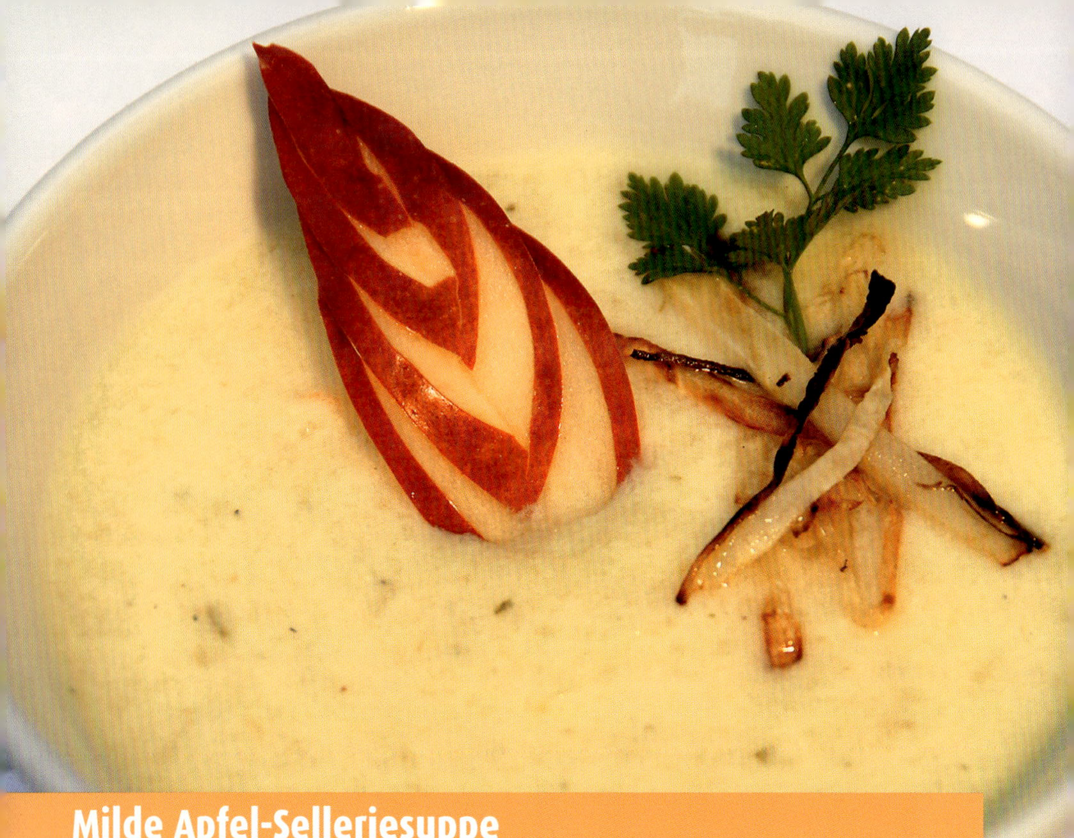

Milde Apfel-Selleriesuppe

Verträglichkeit:

Durchfall
Schleimhautentzündung
Appetitlosigkeit
geeignet bei:
Hyperurikämie

Zutaten

4	milde Äpfel (z. B. Jonagold, Elstar)
200 g	Knollensellerie
750 ml	Wasser
200 g	Apfelmus
50 g	Roggenvollkornmehl
80 g	Butter
1	kleine Handvoll Walnüsse
200 ml	Sahne 30 % Fett
1	unbehandelte Zitrone
	Meersalz und Pfeffer aus der Mühle

Zubereitung

Den Knollensellerie und die Äpfel schälen und in gleichmäßige Würfel schneiden. Alles zusammen mit den gehackten Walnüssen in der Hälfte der Butter anschwitzen.

Das Apfelmus vorsichtig untermengen und alles mit dem Wasser auffüllen. Bei mäßiger Hitze alles gar köcheln lassen und danach fein pürieren.

Aus der restlichen Butter und dem Mehl wird eine Mehlbutter zum Abbinden der Suppe hergestellt. Hierzu wird unter die weiche Butter nach und nach das Mehl geknetet.

Die fertige Mehlbutter wird schrittweise unter die leicht köchelnde Suppe gerührt und somit je nach Belieben die Konsistenz der Suppe bestimmt.

Die Suppe wird mit dem ausgepressten Zitronensaft und den Gewürzen abgeschmeckt und zum Schluss die Sahne untergezogen.

Zum Garnieren können Apfelstreifen oder auch geröstete Selleriestreifen verwendet werden.

Nährwertangaben

Energie	490 kcal
Eiweiß	4 g
Fett	38 g
davon gesättigte FS	20 g
Kohlenhydrate	31 g
davon Zucker	18 g
Ballaststoffe	5,5 g
Kochsalz	0,2 g
Cholesterin	96 mg
Harnsäure	52 mg
Laktose	1,7 g

Äpfel enthalten Pektine, die günstig auf die Verdauung wirken und Durchfall mildern. Bei diesem Gericht eher süße, milde Sorten bevorzugen.
Die Sahne kann gegen Crème Fraîche ausgetauscht werden.
Sellerie regt den Stoffwechsel an und wirkt entwässernd.
Anstatt der Butter kann man auch Walnussöl nehmen und hat dadurch noch eine Extraportion Omega-3-Fettsäuren.
Anstatt des Wassers kann auch Apfelsaft zum Kochen verwendet werden. Das verstärkt den Apfelgeschmack der Suppe.
Bei Schleimhautproblemen im Mund wenig Zitronensaft nehmen und die Walnüsse weglassen.

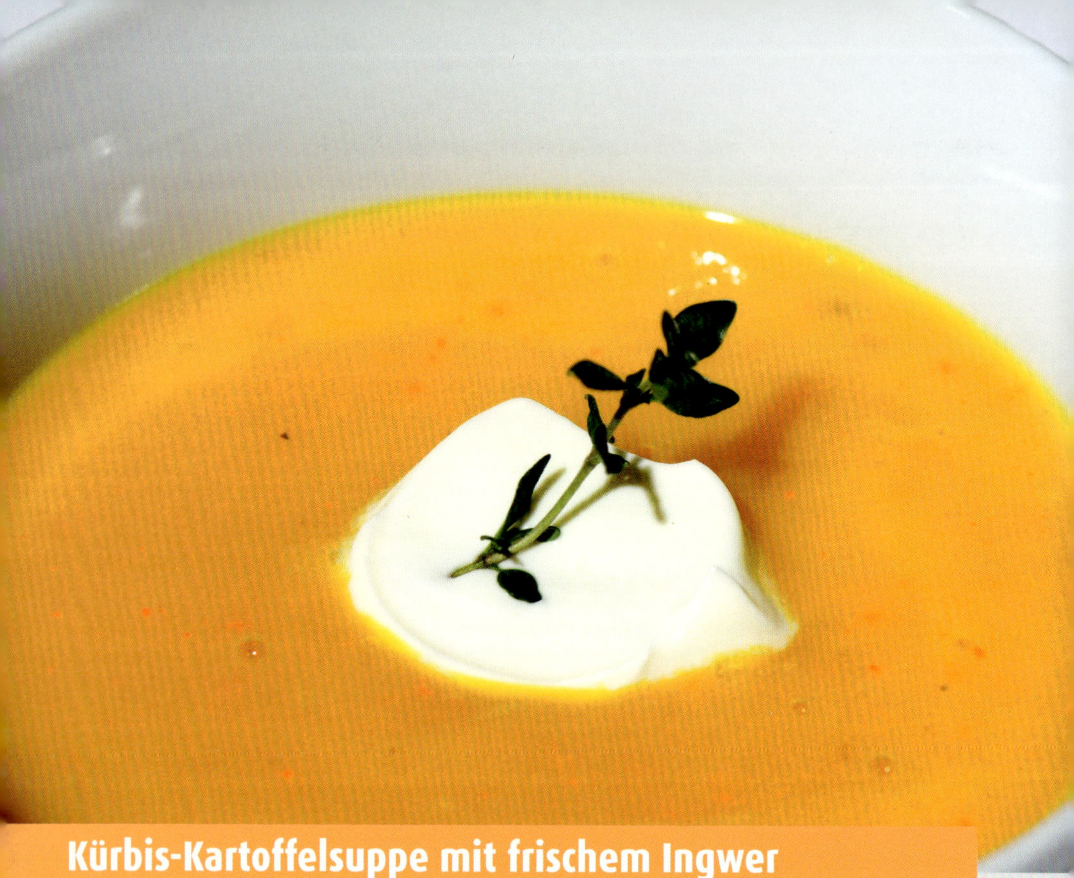

Kürbis-Kartoffelsuppe mit frischem Ingwer

Zutaten

500 g	Kürbis (Hokkaido)
450 g	Kartoffeln
200 g	Karotten
30 g	Ingwerknolle frisch
2	Schalotten
	Meersalz und Pfeffer aus der Mühle
2	Prisen Muskatnuss
1 l	Gemüsebrühe
20 g	Brunnenkresse
30 ml	Rapsöl

Verträglichkeit:

Durchfall
Schleimhautentzündung
Appetitlosigkeit

geeignet bei:
Diabetes, Laktoseintoleranz, Hyperurikämie

Zubereitung

Kürbis gut waschen, halbieren und entkernen. Die Hälften in gleichmäßige Würfel schneiden. Die Kartoffeln und die Karotten schälen und ebenfalls in gleichmäßige Würfel schneiden. Die Karotten kommen als Einlage erst zum Schluss zur Suppe hinzu.

Anschließend werden die Schalotten in sehr feine Würfel (Brunoise) geschnitten und im Rapsöl angeröstet.

Wenn die Schalottenwürfel Farbe bekommen haben, kommen die Kartoffel- und Kürbiswürfel hinzu. Sie müssen ebenfalls etwas angeröstet werden, damit sich die Farb- und Geschmacksstoffe ausbilden können.

Mit der Gemüsebrühe auffüllen und alles bei leichter Hitze 20 Minuten köcheln lassen.

Zum Schluss wird die Suppe mit einem Mixer püriert.

Nun noch mit Meersalz, Pfeffer und Muskat abschmecken.

Kurz bevor die Suppe serviert wird, kommen die feinen Karottenwürfel hinzu. Diese sollen nur kurz mit erhitzt werden.

Die fertige Suppe wird vor dem Anrichten mit der frisch gehackten Brunnenkresse verfeinert.

Nährwertangaben

Energie	275 kcal
Eiweiß	6 g
Fett	13 g
davon gesättigte FS	3,6 g
Kohlenhydrate	32 g
davon Zucker	11,7 g
Ballaststoffe	7,4 g
Kochsalz	1,5 g
Cholesterin	12,6 mg
Harnsäure	64 mg
Laktose	0 g

Bei Schluckstörungen oder Reizungen der Speiseröhre sollten die Karotten mit püriert werden. Zusätzlich kann man die Suppe noch durch ein Sieb passieren, dadurch wird sie noch feiner und cremiger.
Der Hokkaidokürbis muss nicht geschält werden, die Schale wird beim Kochen ebenfalls weich.

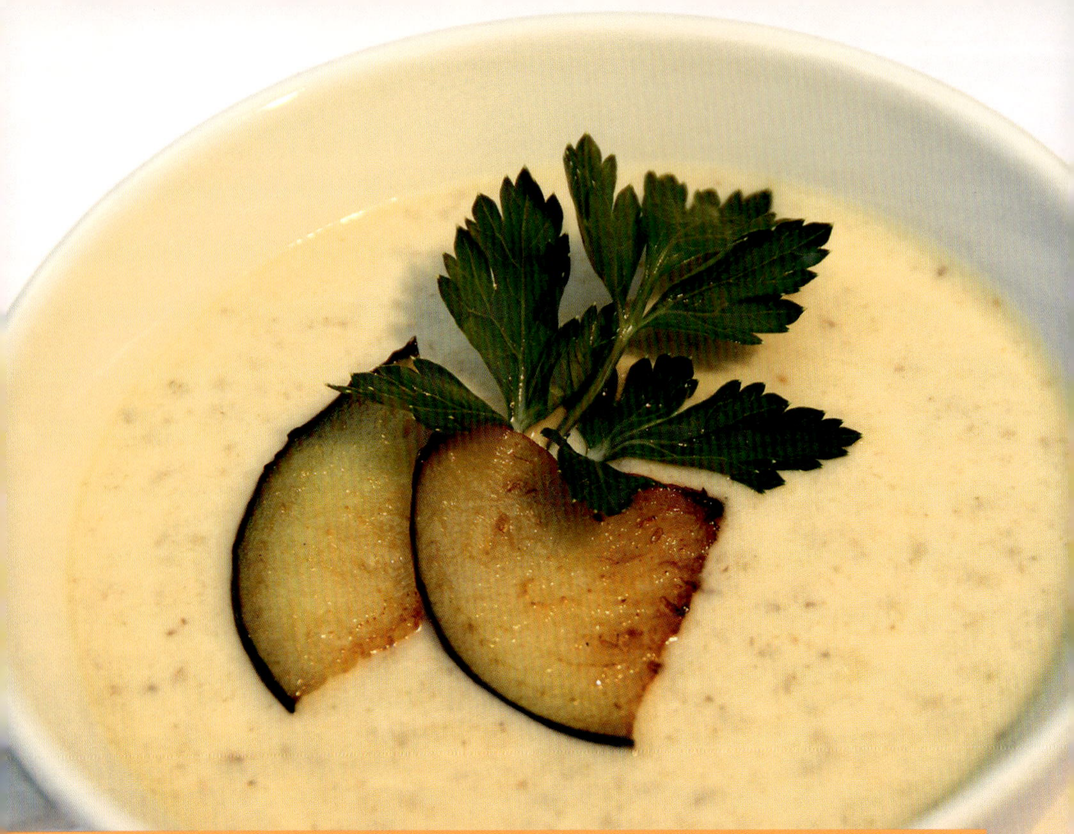

Avocadosuppe

Verträglichkeit:

Durchfall
Schleimhautentzündung
Appetitlosigkeit

geeignet bei:
Diabetes, Laktoseintoleranz, Hyperurikämie

Zutaten

2	Avocado frisch
750 ml	Gemüsebrühe
20 g	Pinienkerne
2	Schalotten
1	Limette oder Zitrone
	Meersalz und Pfeffer aus der Mühle
1	Prise Chili getrocknet
20 ml	Rapsöl
10 g	Petersilie

Zubereitung

Die Avocados schälen, vom Kern befreien und in Würfel schneiden.

Die Schalotten ebenfalls fein würfeln und die Pinienkerne hacken.

Alles zusammen im Rapsöl anschwitzen.

Nachdem die Avocado Farbe genommen hat, wird die kalte Gemüsebrühe nach und nach aufgegossen, alles leicht kochen lassen.

Wenn die Avocado gar ist, kann die Suppe fein püriert werden.

Zum Schluss mit dem Chili, dem Limettensaft und Salz und Pfeffer abschmecken.

Zum Garnieren einige Petersilienblätter auf die Suppe geben.

Nährwertangaben

Energie	274 kcal
Eiweiß	4 g
Fett	27 g
davon gesättigte FS	5,1 g
Kohlenhydrate	4,2 g
davon Zucker	3 g
Ballaststoffe	4,6 g
Kochsalz	1 g
Cholesterin	9,5 mg
Harnsäure	44,6 mg
Laktose	0 g

Avocado zählt als Obstsorte und hat einen sehr hohen Fettgehalt, wobei die Fettsäuren eine gute Zusammensetzung haben und gesund sind. Die Frucht wirkt durch den hohen Fettgehalt aber leicht abführend. Bei bestehenden Schleimhautentzündungen lassen Sie den Chili weg.

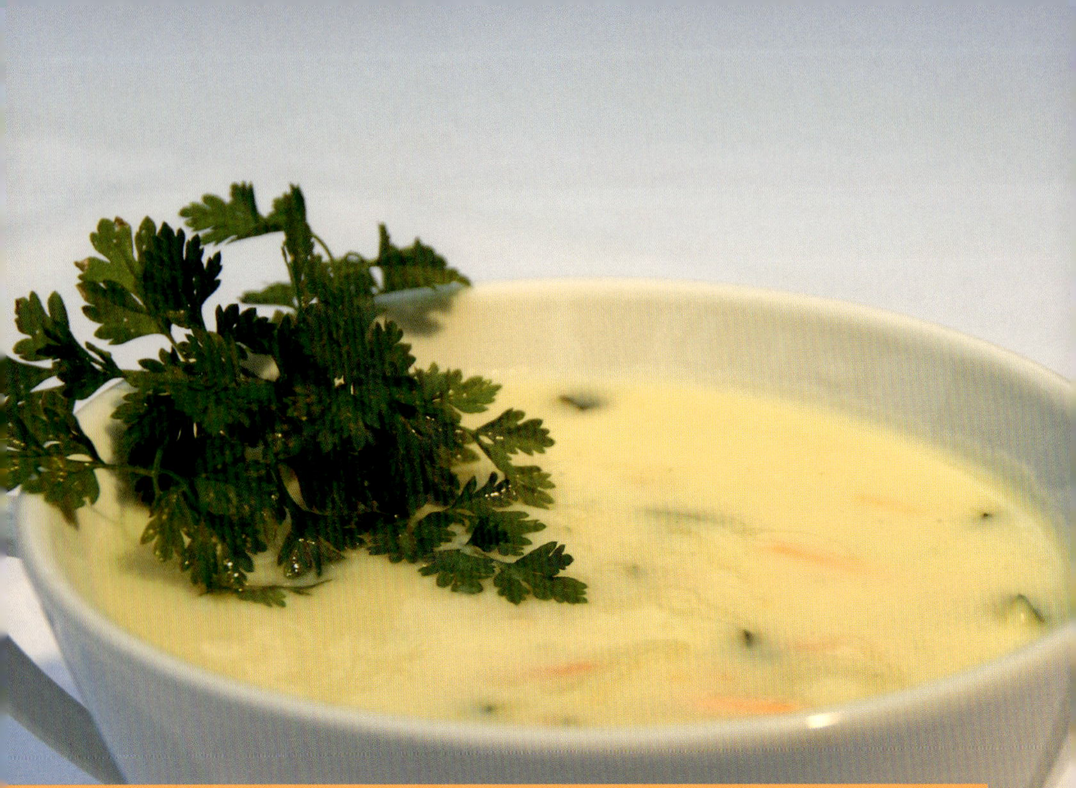

Zucchini-Kartoffelcremesuppe

Zutaten

600 g	Zucchini
200 g	Kartoffeln
2	Zwiebeln
750 ml	Gemüsebrühe
	Meersalz und Pfeffer aus der Mühle
1 Msp.	Currypulver
60 g	Ricotta Doppelrahmstufe
25 g	Pinienkerne
20 ml	Rapsöl
½ Bund	Petersilie

Verträglichkeit:

Durchfall
Schleimhautentzündung
Appetitlosigkeit

geeignet bei:
Diabetes, Laktoseintoleranz, Hyperurikämie

Zubereitung

Die Zucchini gründlich waschen und die Schale von einer Zucchini grob abraspeln und beiseite stellen.

Die Kartoffeln schälen und mit den Zucchini und der Zwiebel in kleine Würfel schneiden. Alles zusammen in dem heißen Rapsöl andünsten und mit dem Currypulver, Salz und Pfeffer würzen.

Wenn das Gemüse etwas Farbe bekommen hat, die Gemüsebrühe auffüllen und alles 15 bis 20 Minuten köcheln lassen.

In der Zwischenzeit die Pinienkerne in einer beschichteten Pfanne ohne Öl anrösten und abkühlen lassen und die Petersilie gut abspülen, trocken tupfen und klein schneiden.

Wenn die Kartoffeln weich gekocht sind, die Suppe mit einem Pürierstab cremig pürieren.

Die beiseite gestellten Zucchiniraspel, Petersilie und Pinienkerne unterrühren und nach Bedarf nochmal abschmecken.

Nach dem Portionieren auf Tellern jeweils einen Teelöffel Ricotta auf die Suppe geben und eventuell mit einem Zweig Petersilie garnieren.

Nährwertangaben

Energie	230 kcal
Eiweiß	8 g
Fett	14 g
davon gesättigte FS	4,2 g
Kohlenhydrate	16 g
davon Zucker	6,8 g
Ballaststoffe	5,6 g
Kochsalz	1,3 g
Cholesterin	18,3 mg
Harnsäure	66 mg
Laktose	0 g

Zucchini wirken Verdauungsstörungen entgegen und sind leicht harntreibend.
Die Pinienkerne beim Anrösten immer in der Pfanne schwenken, da sie sehr schnell anbrennen.
Ricotta enthält sehr wenig Laktose, jedoch viele Kalorien.

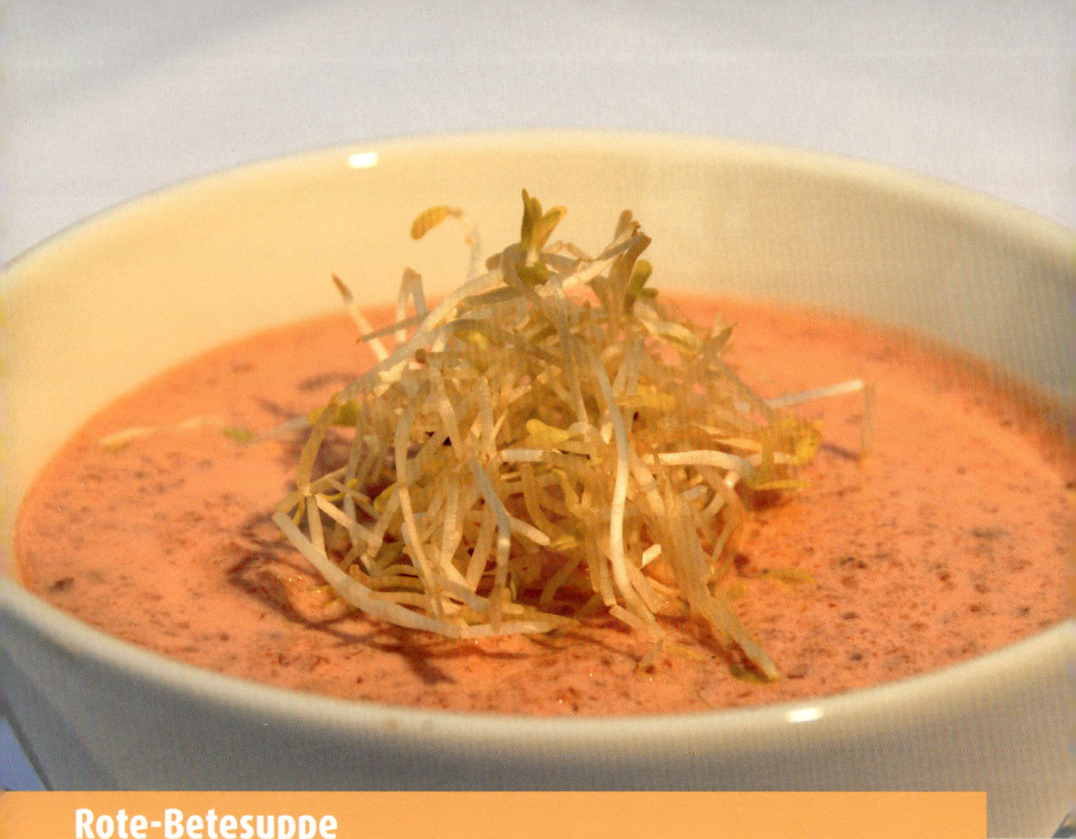

Rote-Betesuppe

Verträglichkeit:

Durchfall
Schleimhautentzündung
Appetitlosigkeit

geeignet bei:
Diabetes, Hyperurikämie

Zutaten

500 g	Rote Bete
100 g	Kartoffeln
750 ml	Gemüsebrühe
3	Schalotten
80 g	Bauchspeck
80 g	Sauerrahm
30 g	Meerrettich frisch
40 g	Buchweizenschrot
	Meersalz und Pfeffer aus der Mühle
20 g	Sprossen

Zubereitung

Die Rote Bete und die Kartoffeln putzen, schälen und in kleine Würfel schneiden. Den Bauchspeck und die Schalotten ebenfalls in feine Würfel schneiden.

Der Bauchspeck wird in einem Topf ausgelassen, die Rote Bete-, Kartoffel- und Schalottenwürfel darin glasig anschwitzen. Im Anschluss wird das Buchweizenschrot hinzugegeben und mit angeröstet.

Mit der Gemüsebrühe alles ablöschen und bei mäßiger Hitze leicht köcheln lassen, bis alles gar ist.

Anschließend kurz pürieren und mit Salz und Pfeffer abschmecken.

Den Meerrettich fein reiben und zur Hälfte mit zur Suppe hinzufügen. Die andere Hälfte mit dem Sauerrahm vermengen und auf der Suppe anrichten.

Die Sprossen eignen sich zum Garnieren.

Nährwertangaben

Energie	360 kcal
Eiweiß	6 g
Fett	25 g
davon gesättigte FS	10,9 g
Kohlenhydrate	27 g
davon Zucker	13,8 g
Ballaststoffe	6,6 g
Kochsalz	1,1 g
Cholesterin	35 mg
Harnsäure	68,5 mg
Laktose	0,7 g

Rote Bete eignet sich sehr gut bei Durchfall, da sie eine stopfende Wirkung hat.
Des Weiteren enthält sie viel Eisen und Folsäure und wirkt günstig auf die Blutbildung.
Bei Problemen mit der Mundschleimhaut lassen Sie den Meerrettich weg.
Ohne den Sauerrahm ist dieses Gericht auch bei Laktoseintoleranz geeignet.

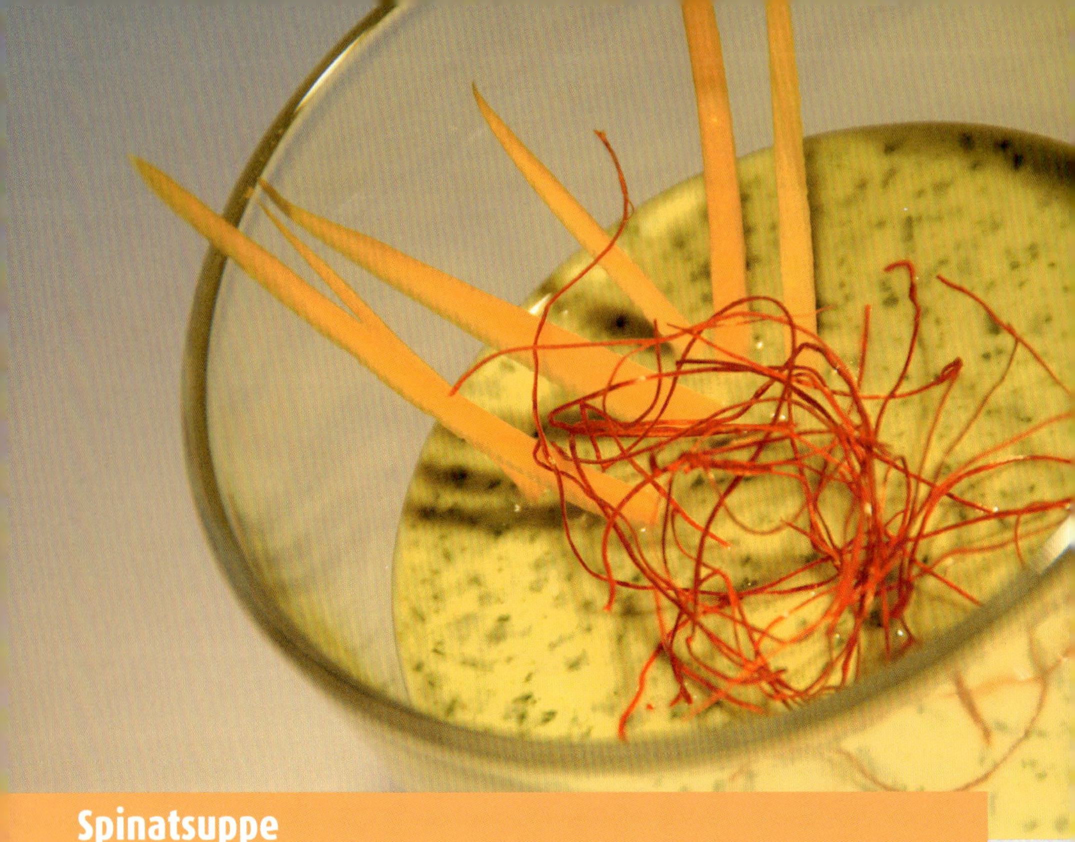

Spinatsuppe

Zutaten

1 kg	Blattspinat
3	Schalotten
500 ml	Gemüsebrühe
80 g	Butter
2	Zehen frischen Knoblauch
200 g	Sahne 30 % Fett
1	Ei
1	Prise Muskatnuss
	Meersalz und Pfeffer aus der Mühle
1	Zitrone
50 g	Parmesan

Verträglichkeit:

Durchfall
Schleimhautentzündung
Appetitlosigkeit
geeignet bei:
Diabetes

Zubereitung

Den frischen Blattspinat vom Stiel befreien und im Wasserbad gründlich waschen.

Die Schalotten in kleine Würfel schneiden und in der zerlassenen Butter glasig anschwitzen. Danach die abgetropften Spinatblätter hinzugeben und mit dem Saft der frisch gepressten Zitrone beträufeln.

Die Gemüsebrühe aufgießen und alles kurz garen lassen.

Vorsicht, der Spinat verliert stark an Volumen.

Der Spinat wird püriert und mit einer Liaison abgebunden. Für die Liaison wird das Eigelb mit der Sahne verrührt und zwei Löffel von der pürierten, heißen Suppe werden vorsichtig untergerührt.

Die temperierte Liaison wird langsam unter die Suppe gezogen. Anschließend kann die Suppe mit den Gewürzen abgeschmeckt werden.

Der frisch gepresste Knoblauch und der geriebene Parmesan runden die Suppe geschmacklich ab.

Nährwertangaben

Energie	461 kcal
Eiweiß	15 g
Fett	41 g
davon gesättigte FS	24 g
Kohlenhydrate	7 g
davon Zucker	4,4 g
Ballaststoffe	7,7 g
Kochsalz	1,4 g
Cholesterin	176 mg
Harnsäure	164 mg
Laktose	1,7 g

Die Zubereitung der Suppe sollte schnell erfolgen, da der Spinat sonst grau wird. Eine gute Vorbereitung der Zutaten ist erforderlich.
Spinat enthält sehr viele Vitamine und sollte nicht allzu lange gekocht werden.
Bei gereizten Schleimhäuten kann der hohe Gehalt an Oxalsäure im Spinat unangenehm sein.

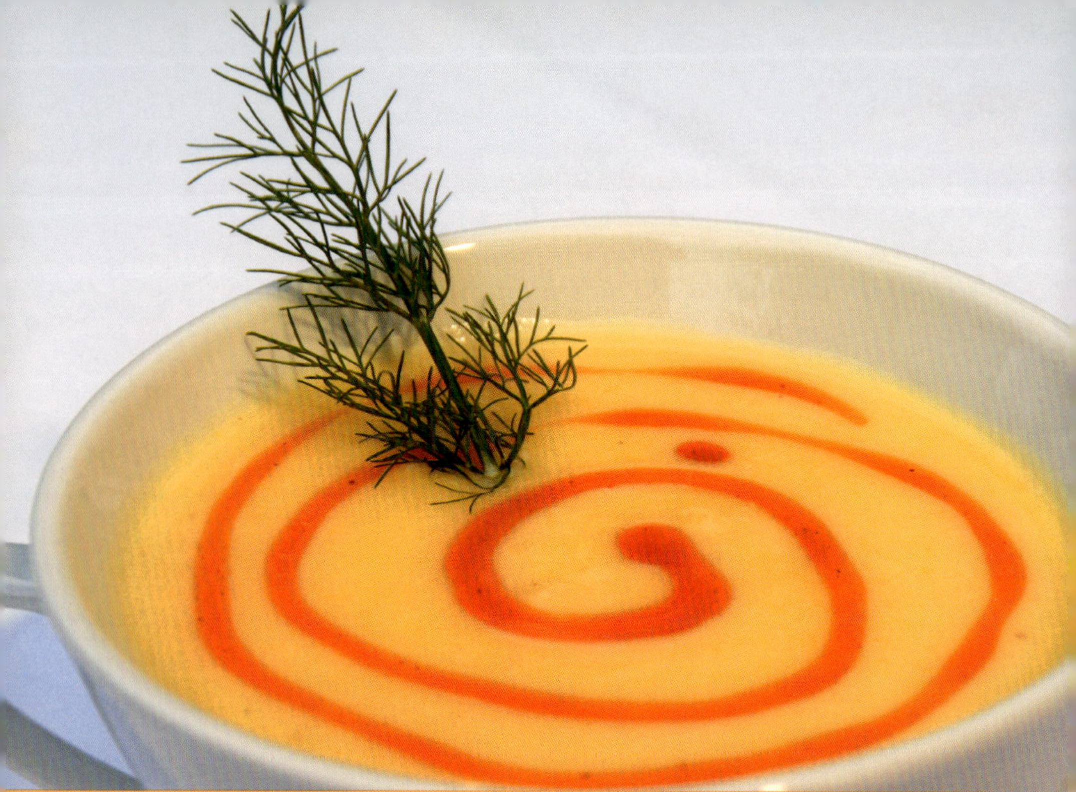

Kürbis-Bananensuppe

Verträglichkeit:

Durchfall
Schleimhautentzündung
Appetitlosigkeit

geeignet bei:
Diabetes, Laktoseintoleranz, Hyperurikämie

Zutaten

450 g	Kürbis (Hokkaido)
300 g	Kartoffeln
200 g	Karotten
1 l	Gemüsebrühe
2	kleine Schalotten
30 ml	Rapsöl
1	große Banane (oder 2 kleine)
	etwas Dill oder Kerbel
1	Prise Muskatnuss
	Meersalz und Pfeffer aus der Mühle

Zubereitung

Den Kürbis gut waschen, das Kerngehäuse entfernen und das Fruchtfleisch in grobe Stücke schneiden. Der Hokkaidokürbis braucht nicht geschält zu werden. Die Kartoffeln schälen und mit den geputzten Karotten und den Schalotten ebenfalls in Würfel schneiden.

In einem Topf das Rapsöl erhitzen und darin die Schalottenwürfel leicht anschwitzen. Danach die Kartoffel- und Kürbiswürfel hinzugeben und ebenfalls kurz anrösten.

Alles mit der Gemüsebrühe ablöschen und die Suppe bei leichter Hitze 20 Minuten köcheln lassen.

Kurz vor Ende die Banane hineinschneiden und mitkochen lassen.

Die Suppe entweder mit einem Mixer oder einem Pürierstab pürieren und mit den Gewürzen abschmecken.

Vor dem Anrichten mit frisch gehacktem Dill oder Kerbel verfeinern.

Nährwertangaben

Energie	267 kcal
Eiweiß	6 g
Fett	13 g
davon gesättigte FS	3,6 g
Kohlenhydrate	31 g
davon Zucker	16 g
Ballaststoffe	7 g
Kochsalz	1,5 g
Cholesterin	12,6 mg
Harnsäure	64 mg
Laktose	0 g

Die Suppe ist sehr mild und cremig. Die Banane und die Karotten geben einen leicht süßen Geschmack. Geriebene Karotten und auch Bananen wirken stopfend und eignen sich deshalb sehr gut bei Durchfall.

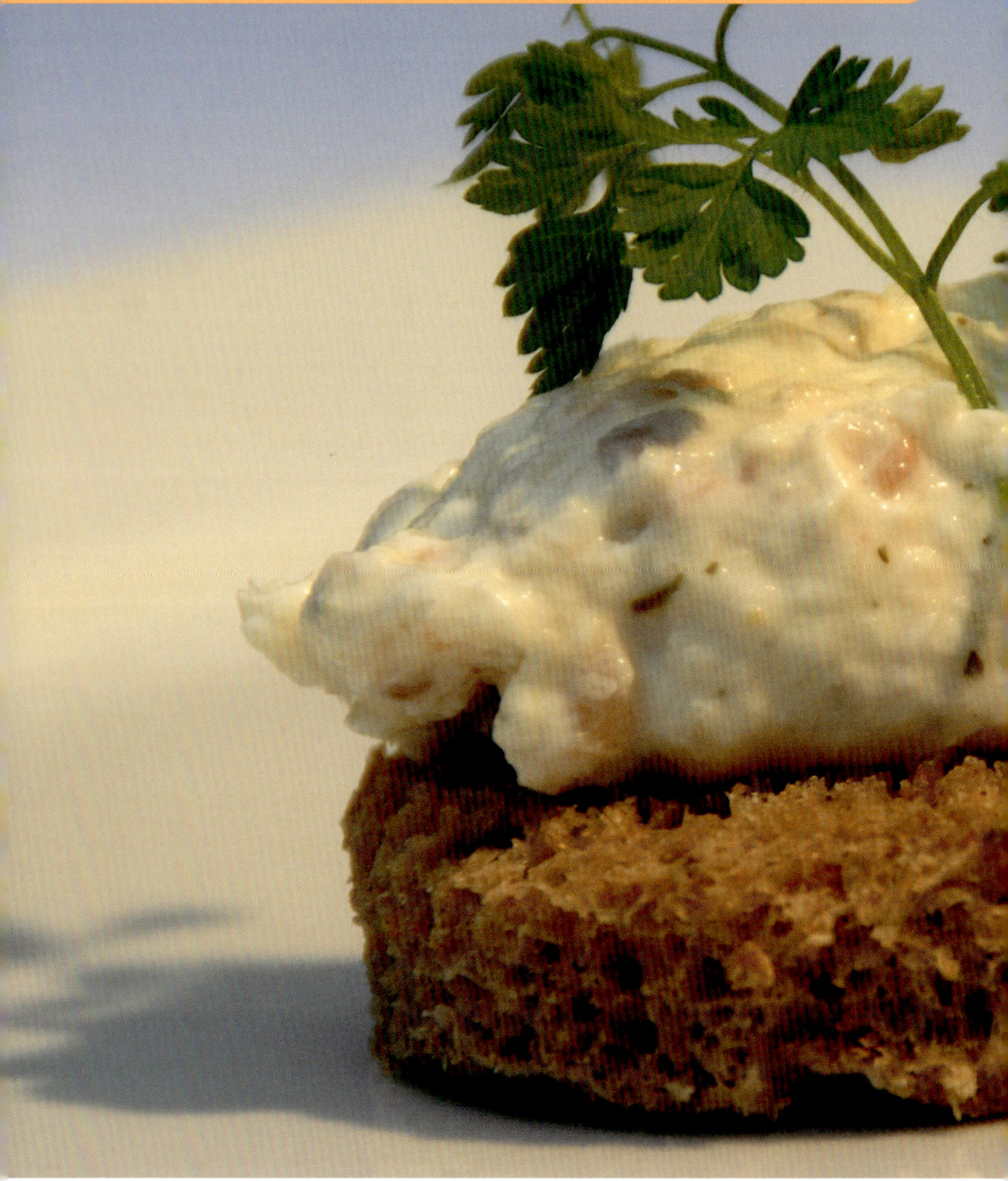

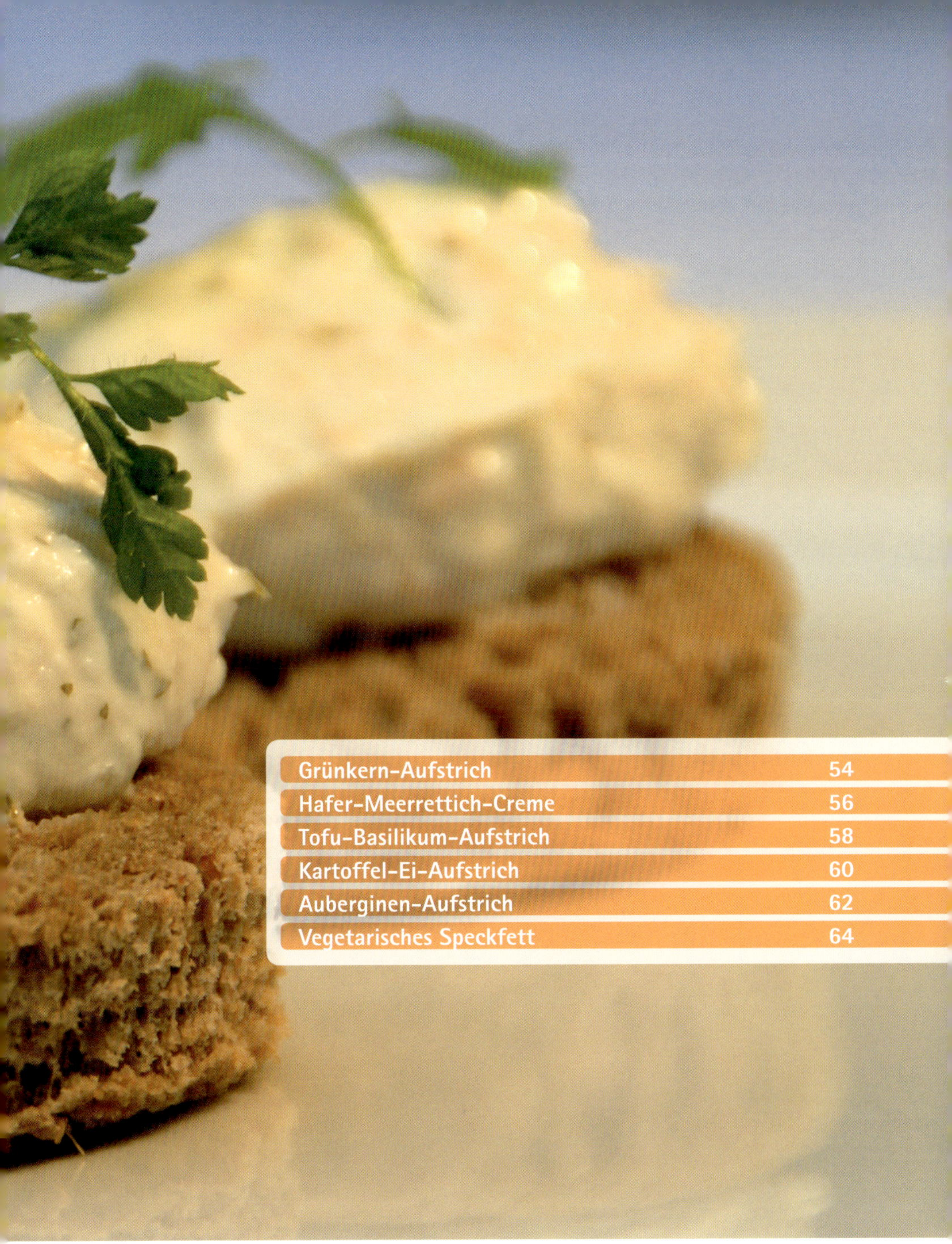

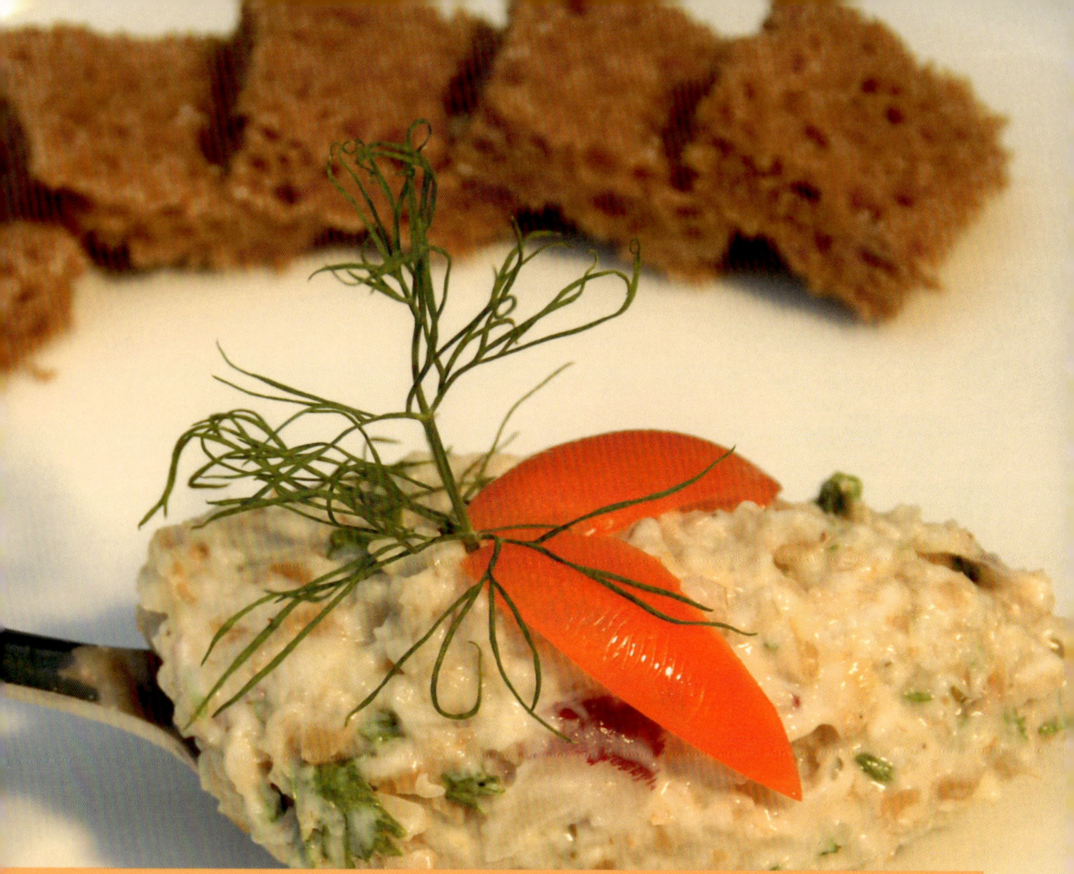

Grünkern-Aufstrich

Zutaten

50 g	Grünkernschrot
150 ml	Gemüsebrühe
1	Zwiebel / Schalotte
1	Zehe Knoblauch
1	Lorbeerblatt
1	Prise Majoran
	Meersalz und Pfeffer aus der Mühle
1 EL	Rapsöl

Verträglichkeit:

Durchfall
Schleimhautentzündung
Appetitlosigkeit

geeignet bei:
Diabetes, Laktoseintoleranz, Hyperurikämie

Zubereitung

Die Gemüsebrühe mit dem Grünkernschrot, den Kräutern und dem Lorbeerblatt aufkochen lassen und bei kleiner Flamme 30 Minuten unter gelegentlichem Rühren ausquellen lassen.

Inzwischen die Zwiebel und den Knoblauch pellen, beides fein hacken und im Öl glasig andünsten.

Das Lorbeerblatt nach dem Ausquellen des Grünkernschrotes entfernen und alle Zutaten vermengen, mit Salz und Pfeffer abschmecken.

Vor dem Genuss einige Stunden durchziehen lassen und nicht zu kalt servieren.

Als Garnitur passt sehr gut Petersilie, Dill oder frische Kresse.

Nährwertangaben

Energie	59 kcal
Eiweiß	2 g
Fett	1 g
davon gesättigte FS	0,4 g
Kohlenhydrate	10 g
davon Zucker	2,1 g
Ballaststoffe	1,7 g
Kochsalz	0,3 g
Cholesterin	1,9 mg
Harnsäure	22,3 mg
Laktose	0 g

Grünkern ist unreifer, gedarrter Dinkel. Er fördert die Verdauung, ist reich an Ballaststoffen und hat ein eher nussiges Aroma. Der Aufstrich ist sehr energiereich, appetitanregend und eine gute Alternative zum Wurstbelag. Bei Verträglichkeit kann auf den Grünkern-Aufstrich frisch geriebener Meerrettich gegeben werden.

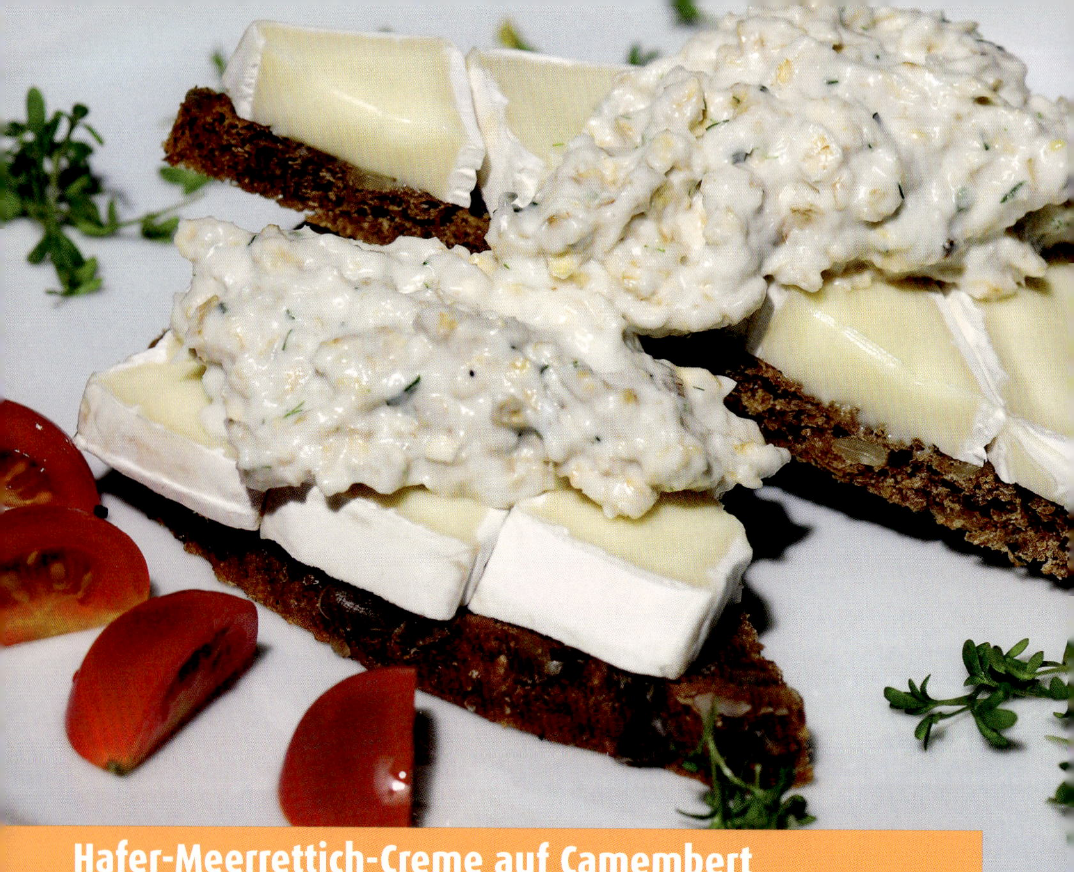

Hafer-Meerrettich-Creme auf Camembert

Verträglichkeit:

Durchfall
Schleimhautentzündung
Appetitlosigkeit

geeignet bei:
Diabetes, Hyperurikämie

Zutaten

1	rote Zwiebel
20 g	Meerrettich (frisch gerieben)
200 g	Doppelrahmfrischkäse
4	Scheiben Vollkorn-Dinkelbrot
200 g	Camembert 60 % F.i.Tr.
30 g	Vollkornhaferflocken
	Meersalz und Pfeffer aus der Mühle
3 - 5	Stängel Gartenkresse

Zubereitung

Für den Aufstrich die rote Zwiebel in kleine Würfel schneiden.

Diese mit den Vollkornhaferflocken unter den Frischkäse heben.

Mit frisch geriebenem Meerrettich, Meersalz und Pfeffer aus der Mühle die Frischkäsecreme abschmecken.

Zum Schluss wird die gezupfte Gartenkresse untergehoben.

Den Camembert in dünne, gleichmäßige Scheiben schneiden und auf das Brot legen.

Anschließend die Frischkäsecreme darauf verteilen und nach Belieben mit frischer Gartenkresse garnieren.

Nährwertangaben

Energie	521 kcal
Eiweiß	16 g
Fett	40 g
davon gesättigte FS	23,5 g
Kohlenhydrate	26 g
davon Zucker	4 g
Ballaststoffe	3,4 g
Kochsalz	3 g
Cholesterin	117 mg
Harnsäure	47,6 mg
Laktose	1,3 g

Der Aufstrich ist sehr pikant und passt gut zu herzhaftem Belag, wie Camembert oder Harzer Käse oder auf hartgekochten Eiern.

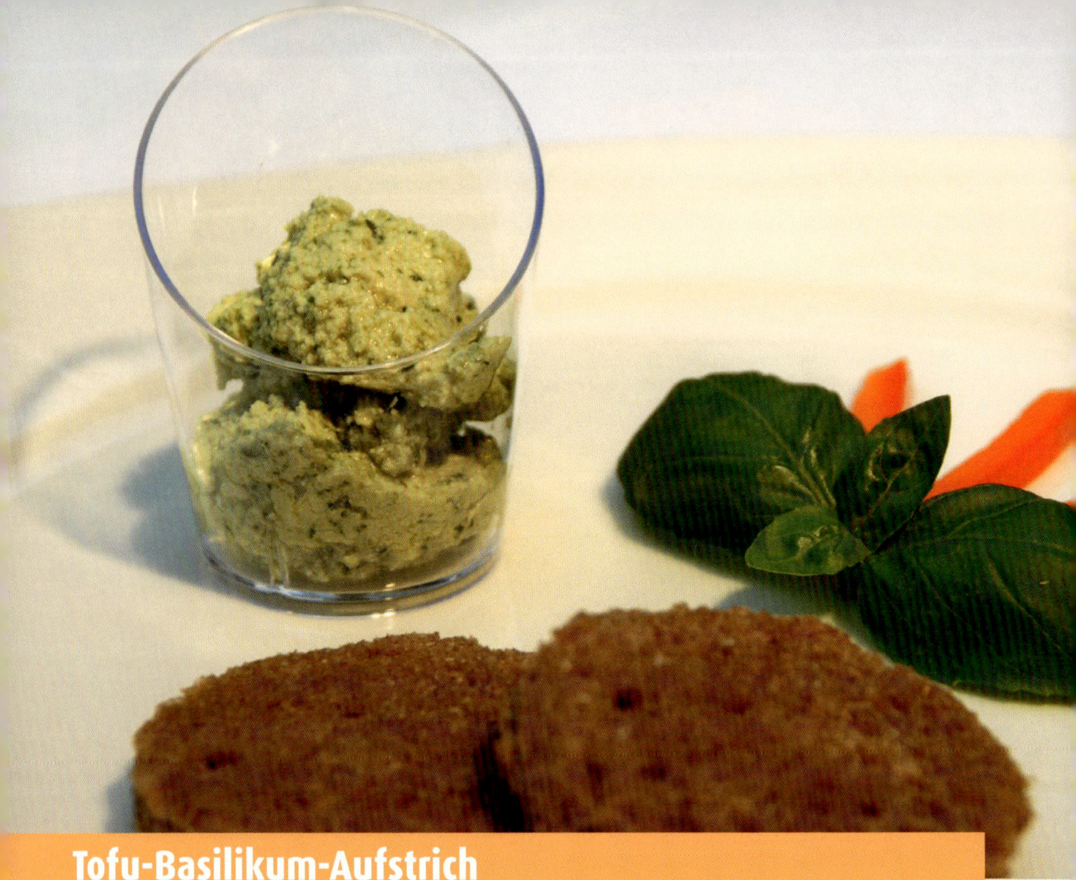

Tofu-Basilikum-Aufstrich

Verträglichkeit:

Durchfall
Schleimhautentzündung
Appetitlosigkeit

geeignet bei:
Diabetes, Laktoseintoleranz, Hyperurikämie

Zutaten

350 g	Tofu
	ein Töpfchen Basilikum
60 g	Parmesan
40 g	Pinienkerne, alternativ Mandeln
2 EL	Basilikumolivenöl
1	Zehe Knoblauch
	Meersalz und Pfeffer aus der Mühle

Zubereitung

Den Tofu in kleine Würfel schneiden und mit dem Olivenöl sowie Salz und Pfeffer etwa zwei Stunden marinieren.

Die Pinienkerne in einer beschichteten Pfanne ohne Öl anrösten.

Anschließend den marinierten Tofu und alle anderen Zutaten in ein hohes Gefäß geben. Mit dem Mixer oder einem Pürierstab die Zutaten zerkleinern, bis eine cremige, streichfähige Masse entsteht. Eventuell mit etwas Wasser auffüllen.

Zum Schluss kann diese mit Meersalz und Pfeffer aus der Mühle nochmals abgeschmeckt werden.

Besonders gut schmeckt dieser Aufstrich auf Baguette.

Nährwertangaben

Energie	243 kcal
Eiweiß	15 g
Fett	20 g
davon gesättigte FS	5,1 g
Kohlenhydrate	3 g
davon Zucker	2 g
Ballaststoffe	1,5 g
Kochsalz	1,1 g
Cholesterin	12,3 mg
Harnsäure	65 mg
Laktose	0 g

Bei bestehenden Mundschleimhautentzündungen lassen Sie Knoblauch und Parmesan weg oder ersetzen diesen durch milden Fetakäse. Gut durchgerührt ist dieser Brotaufstrich sehr cremig.

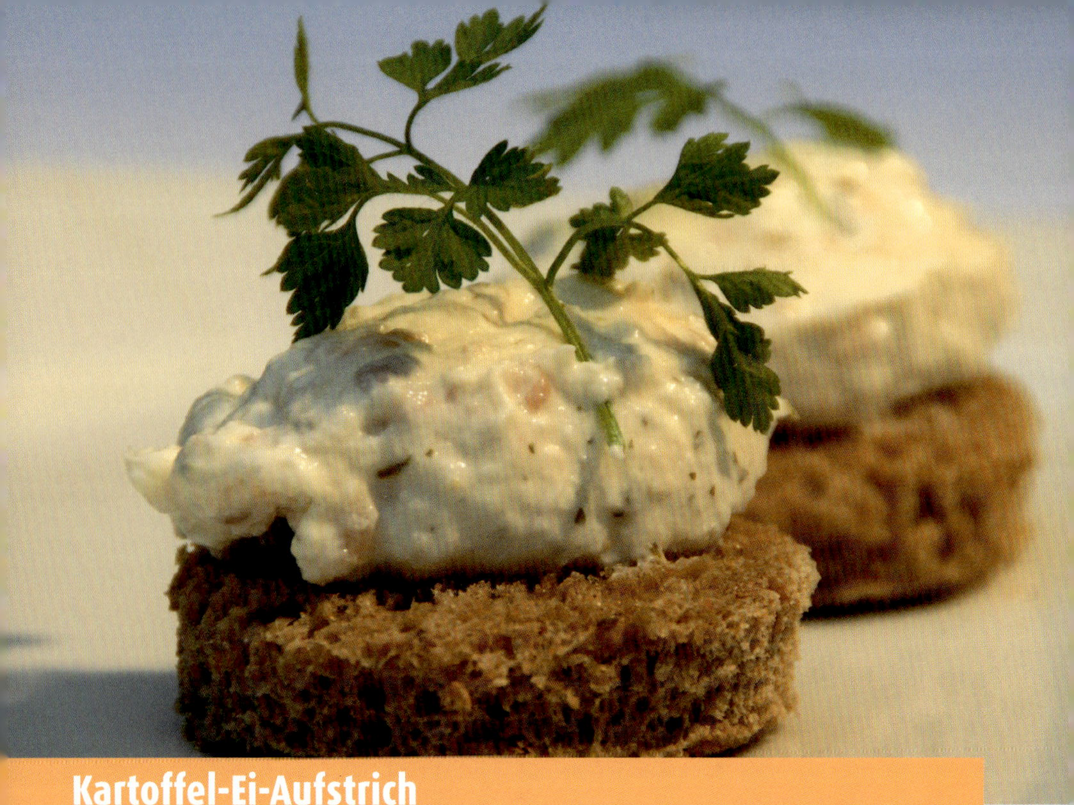

Kartoffel-Ei-Aufstrich

Verträglichkeit:

Durchfall
Schleimhautentzündung
Appetitlosigkeit

geeignet bei:
Diabetes, Hyperurikämie

Zutaten

200 g	Kartoffeln
2	Eier
1	Gewürzgurke
50 g	Butter
70 g	Crème fraîche
15 g	Sardellenpaste
1 EL	Senf
1	Prise Paprika
2-3	Stängel Petersilie oder Schnittlauch
	Meersalz und Pfeffer aus der Mühle

Zubereitung

Die Kartoffeln als Pellkartoffeln kochen, anschließend schälen und grob reiben.

Die Eier ebenfalls hartkochen und schälen. Die Gewürzgurke und die Eier fein würfeln.

Die Butter mit dem Senf und der Sardellencreme verrühren und die Crème fraîche hinzufügen.

Alles zusammen mit den Kartoffeln, dem Ei und der Gewürzgurke vermengen und mit dem Paprika, dem Salz und Pfeffer abschmecken.

Den Schnittlauch oder die Petersilie erst ganz zum Schluss unterheben oder frisch nach dem Anrichten darüber streuen.

Nährwertangaben

Energie	204 kcal
Eiweiß	4 g
Fett	17 g
davon gesättigte FS	10 g
Kohlenhydrate	9 g
davon Zucker	0,8 g
Ballaststoffe	1,3 g
Kochsalz	0,5 g
Cholesterin	77 mg
Harnsäure	19,7 mg
Laktose	0,5 g

Sardellenpaste wird oft in Verbindung mit Eiern verwendet und gibt dem Aufstrich noch mehr Würze. Sie kann aber auch weggelassen werden. Bei bestehender Laktoseintoleranz sollte die Crème fraîche gegen ein laktosefreies Produkt ersetzt werden. Die Kombination von Kartoffel und Ei erhöht die biologische Wertigkeit des Eiweißes.

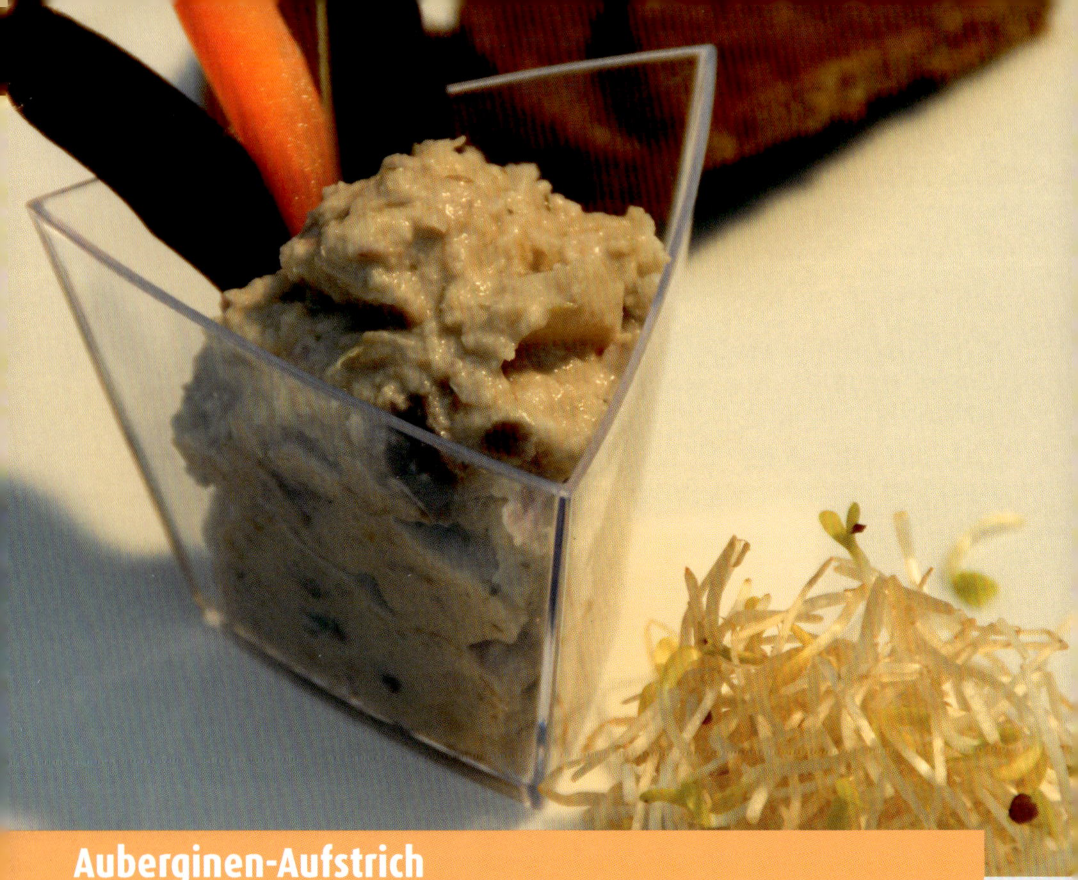

Auberginen-Aufstrich

Verträglichkeit:

Durchfall
Schleimhautentzündung
Appetitlosigkeit

geeignet bei:
Diabetes, Laktoseintoleranz, Hyperurikämie

Zutaten

175 ml	Rapsöl oder Olivenöl
500 g	Auberginen
2	große Zwiebeln
2	Zehen Knoblauch
	etwas Zitronensaft
	Meersalz und Pfeffer aus der Mühle

Zubereitung

Die Auberginen in größere Stücke schneiden und im vorgeheizten Backofen auf ein mit Backpapier ausgelegtes Blech legen. So lange im Backofen belassen, bis sich die Haut leicht abpellt. Die Auberginen komplett abpellen und in kleinere Stücke schneiden.

Die Zwiebeln schälen, fein würfeln und zusammen mit den Auberginenstücken, dem Öl, etwas Zitronensaft und dem Knoblauch in eine Küchenmaschine geben.

Sie können auch alles zusammen mit einem Pürierstab zerkleinern.

Zum Schluss mit Salz und Pfeffer abschmecken.

Der Aufstrich passt auch sehr gut als Dip für Gemüsesticks oder zu Pellkartoffeln.

Nährwertangaben

Energie	435 kcal
Eiweiß	2 g
Fett	44 g
davon gesättigte FS	3,4 g
Kohlenhydrate	8 g
davon Zucker	6,7 g
Ballaststoffe	4,3 g
Kochsalz	0,3 g
Cholesterin	1 mg
Harnsäure	33 mg
Laktose	0 g

Der Aufstrich ist durch das Öl sehr fettreich, aber im Raps- und Olivenöl sind sehr viele gesunde Fettsäuren enthalten. Die Aubergine an sich ist sehr energiearm. Der Aufstrich kann mit etwas geriebenem Parmesan verfeinert werden, dadurch wird er pikanter.

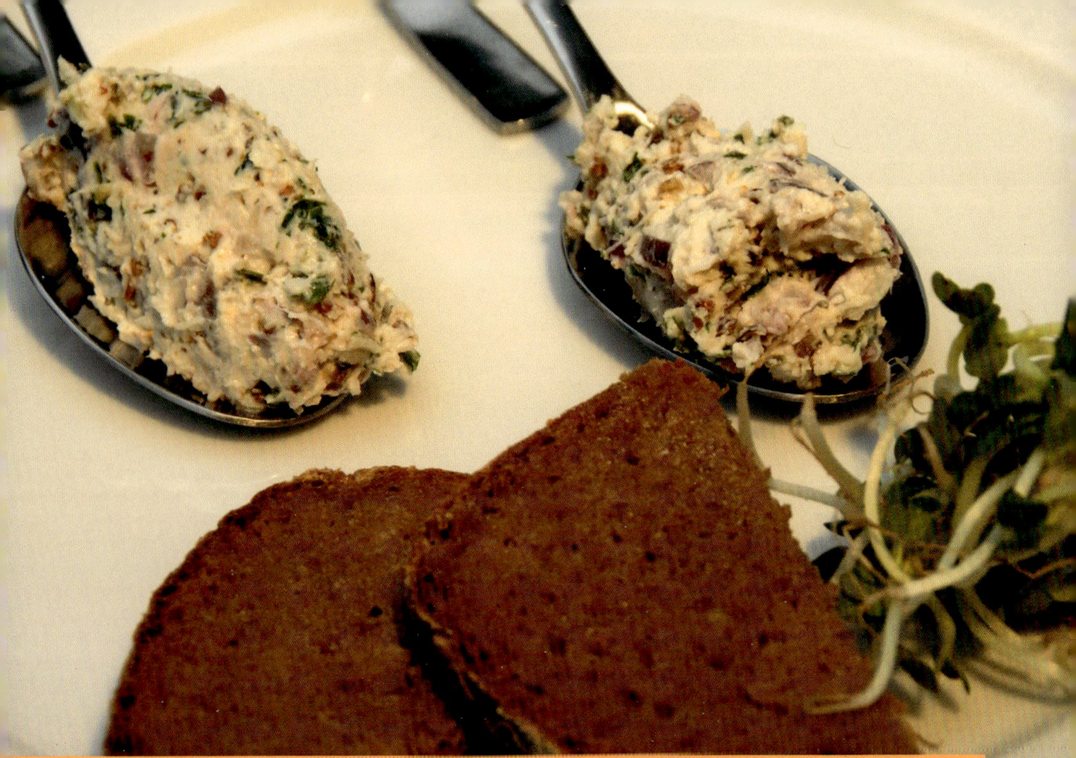

Vegetarisches Speckfett

Verträglichkeit:

Durchfall
Schleimhautentzündung
Appetitlosigkeit

geeignet bei:
Diabetes, Hyperurikämie

Zutaten

100 g	Grünkernschrot
120 ml	Gemüsebrühe
2	Zwiebeln
100 g	Quark
40 g	Sauerrahm
1	Zitrone
2 EL	Öl
	etwas Kerbel und Schnittlauch
	Meersalz und Pfeffer aus der Mühle

Zubereitung

Das Grünkernschrot in einer Pfanne ohne Öl etwas anrösten, anschließend in der Gemüsebrühe aufkochen und ausquellen lassen.

Die Zwiebeln schälen, in feine Würfel schneiden und die frischen Kräuter hacken.

Den Quark mit dem Sauerrahm verrühren und die Zwiebeln und Kräuter unterheben.

Das Grünkernschrot nach dem Ausquellen abkühlen lassen, gegebenenfalls noch abtropfen lassen und ebenfalls unter die Quarkmasse rühren.

Die Zitrone auspressen und den Saft sowie das Nussöl mit unterheben und mit Salz und Pfeffer abschmecken.

Das vegetarische Speckfett schmeckt am besten auf frischem Vollkornbrot.

Nährwertangaben

Energie	170 kcal
Eiweiß	7 g
Fett	5,5 g
davon gesättigte FS	2,5 g
Kohlenhydrate	22 g
davon Zucker	2,8 g
Ballaststoffe	3 g
Kochsalz	0,4 g
Cholesterin	12 mg
Harnsäure	44 mg
Laktose	1,3 g

Der Grünkern ersetzt im vegetarischen Speckfett die Speckgrieben und der Quark das Schmalz. Dadurch ist es eine sehr gesunde Variante des Speckfettes. Durch das Anrösten des Grünkernschrotes entsteht eine herzhafte, geräucherte Note. Als Öle eignen sich Walnussöl, Rapsöl oder Leinöl.

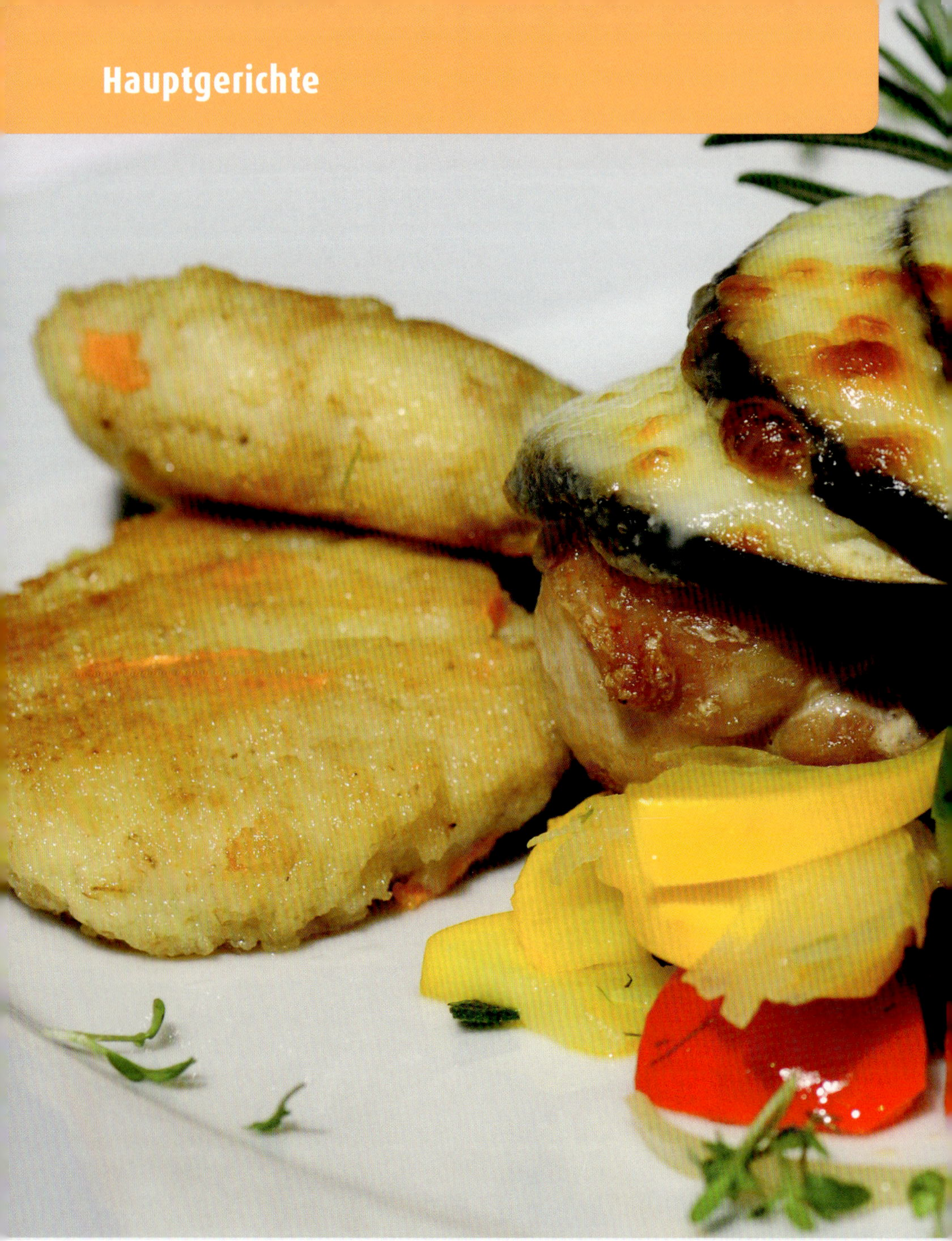

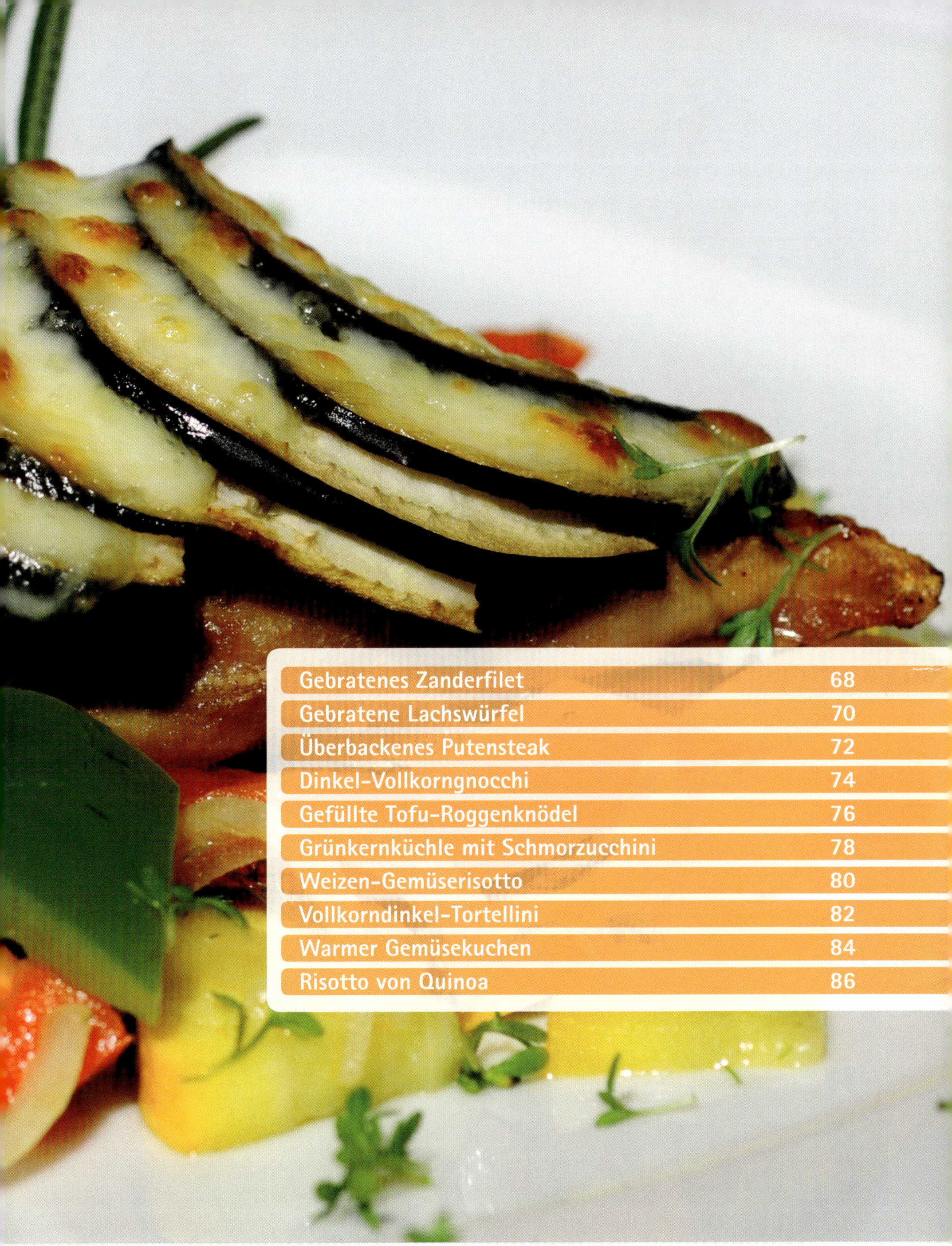

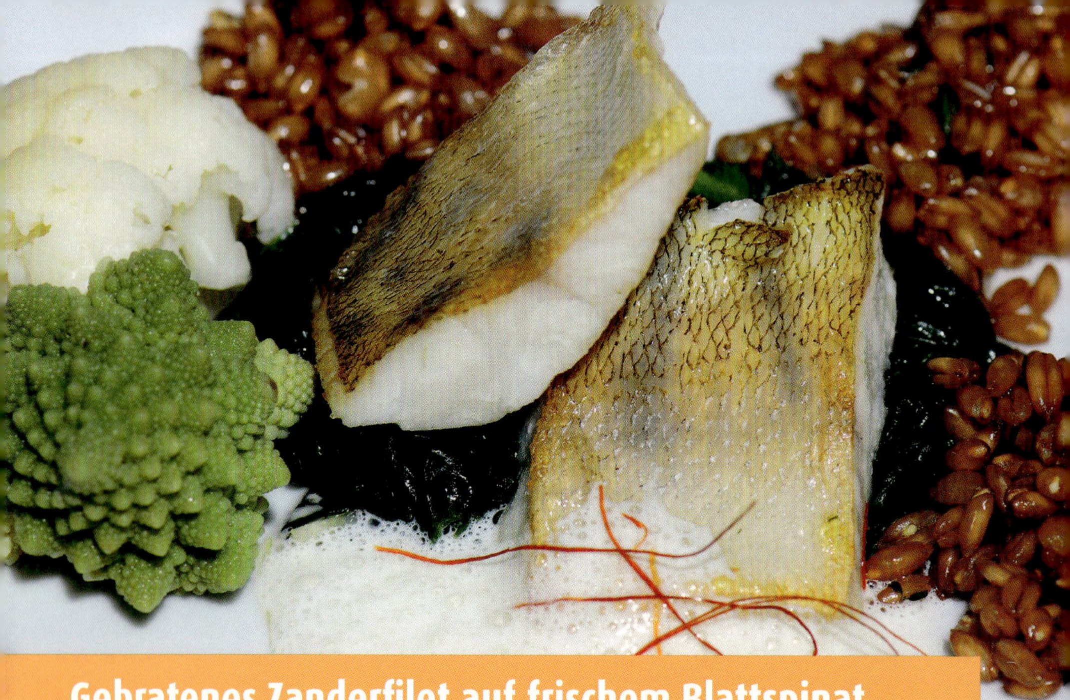

Gebratenes Zanderfilet auf frischem Blattspinat und Vollkorn-Dinkelreis

Zutaten

600 g	Zanderfilet
5 EL	Rapsöl
1	Zitrone
800 g	Blattspinat
2	Schalotten
400 ml	Gemüsebrühe
150 g	Vollkornreis
80 g	Grünkern oder Dinkel
20 g	Maisstärke
40 g	Buchweizenmehl (alternativ Weizenmehl)
1 Prise	Muskatnuss
	einige Dillzweige oder Sprossen
	Meersalz und Pfeffer aus der Mühle

Verträglichkeit:

Durchfall
Schleimhautentzündung
Appetitlosigkeit

geeignet bei:
Diabetes, Laktoseintoleranz

Zubereitung

Das Zanderfilet mit dem Zitronensaft und etwas Meersalz würzen. Anschließend in Buchweizenmehl wenden und in einer Pfanne anbraten.

Das angebratene Zanderfilet im Ofen bei 180 Grad Celsius etwa 15 Minuten gar ziehen lassen.

Den frischen Blattspinat putzen, waschen und in gleichmäßige Stücke zupfen.

Schalotten in kleine Würfel schneiden und in einem Topf mit dem Rapsöl anschwitzen, danach die Spinatblätter zugeben.

Gemüsebrühe angießen und Spinat zusammenfallen lassen.

Zum Schluss mit Meersalz, Pfeffer, Muskat sowie mit frisch gepresstem Zitronensaft abschmecken. Vor dem Servieren eventuell mit Maisstärke abbinden.

Den Vollkornreis als Quellreis zubereiten. Grünkern (Dinkel) separat kochen, da die Garzeit länger als bei Vollkornreis ist. Vollkornreis und Grünkern (Dinkel) mischen und mit Meersalz und etwas Rapsöl abschmecken.

Zander mit Spinat und Reis anrichten, den gehackten Dill oder die Sprossen als Garnitur darüberstreuen.

Nährwertangaben

Energie	573 kcal
Eiweiß	41 g
Fett	18 g
davon gesättigte FS	3,2 g
Kohlenhydrate	60 g
davon Zucker	5,7 g
Ballaststoffe	9,5 g
Kochsalz	1,3 g
Cholesterin	70 mg
Harnsäure	380 mg
Laktose	0 g

Für die bessere Verträglichkeit können die Schalotten und der Zitronensaft weggelassen werden. Alternativ kann der Grünkern/Dinkel auch durch Wildreis ersetzt werden. Der Zander kann jederzeit gegen andere Fischfilets ausgetauscht werden.

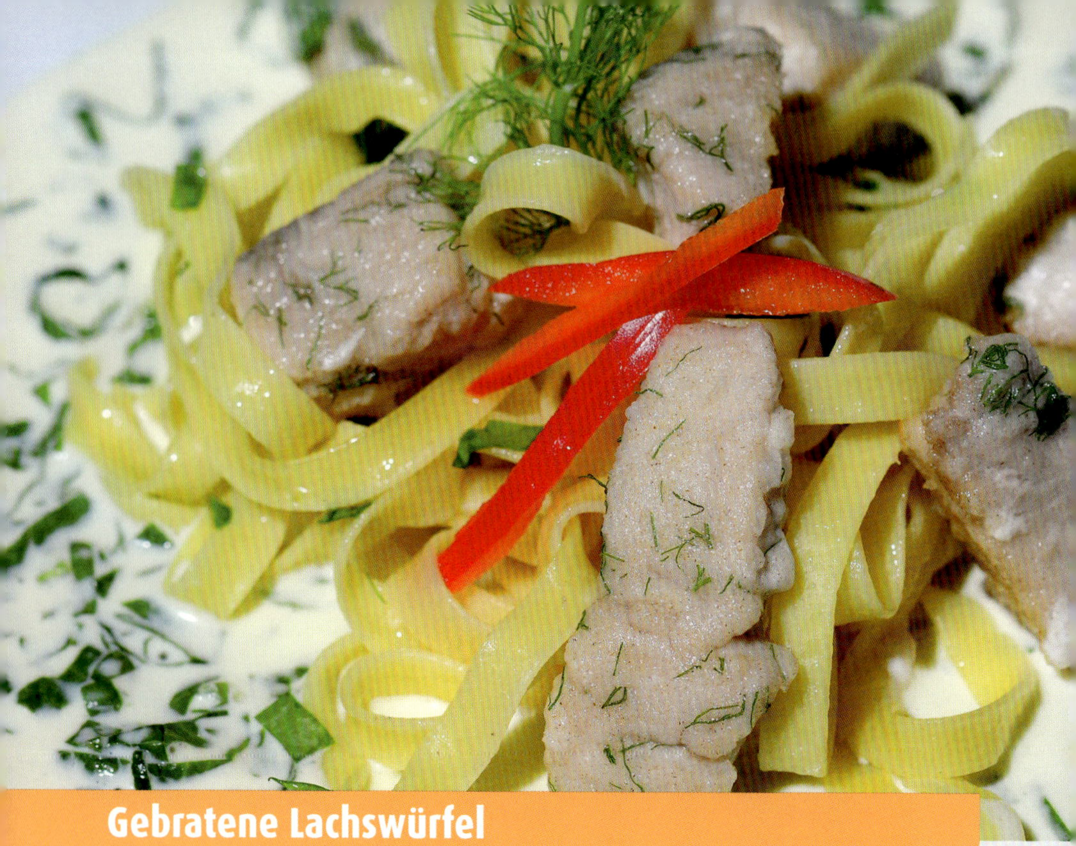

Gebratene Lachswürfel

Zutaten

600 g	Lachsfilet
70 ml	Schlagsahne 30 % Fett
80 g	Ricotta Doppelrahmstufe
400 g	Bandnudeln
200 ml	Gemüsebrühe
2 EL	Rapsöl
	einige Stängel Dill und Bärlauch
60 g	Buchweizenmehl (alternativ Weizenmehl)
50 g	Butter
	Meersalz und Pfeffer aus der Mühle

Verträglichkeit:

Durchfall
Schleimhautentzündung
Appetitlosigkeit

geeignet bei:
Diabetes

Zubereitung

Das Lachsfilet in gleichmäßige Würfel (cirka 3x3 cm) schneiden, salzen, pfeffern, anschließend in Mehl wenden und in heißem Rapsöl goldbraun anbraten.

Die angebratenen Würfel im Ofen bei 180 Grad Celsius gar ziehen lassen.

Für die Zubereitung der Ricotta-Bärlauchsoße wird aus der Butter und dem restlichen Buchweizenmehl (etwa 30 g) eine Mehlschwitze hergestellt, die mit der Gemüsebrühe abgelöscht und im Anschluss aufgefüllt wird.

Die Soße einige Minuten leicht köcheln lassen, damit das Mehl richtig auskocht. Kurz vor Fertigstellung der Soße wird der frisch gehackte Bärlauch hinzugegeben und anschließend der Ricotta vorsichtig untergerührt.

Zum Schluss wird die fertige Ricotta-Bärlauchsoße mit Meersalz sowie Pfeffer aus der Mühle abgeschmeckt.

Die Nudeln nach Anleitung in Salzwasser kochen und abgießen. Die Ricotta-Bärlauchsoße mit den Bandnudeln vermischen, und die fertig gegarten Lachswürfel auf den Nudeln anrichten.

Mit dem Dill wird das Gericht noch garniert.

Nährwertangaben

Energie	868 kcal
Eiweiß	45 g
Fett	38 g
davon gesättigte FS	15,4 g
Kohlenhydrate	85 g
davon Zucker	3 g
Ballaststoffe	6 g
Kochsalz	0,8 g
Cholesterin	217 mg
Harnsäure	338 mg
Laktose	0,7 g

Lachs ist ein Kaltwasserfisch und enthält viele Omega-3-Fettsäuren, denen günstige Wirkungen auf Entzündungsprozesse und auf das Herz-Kreislauf-System zugeschrieben werden.

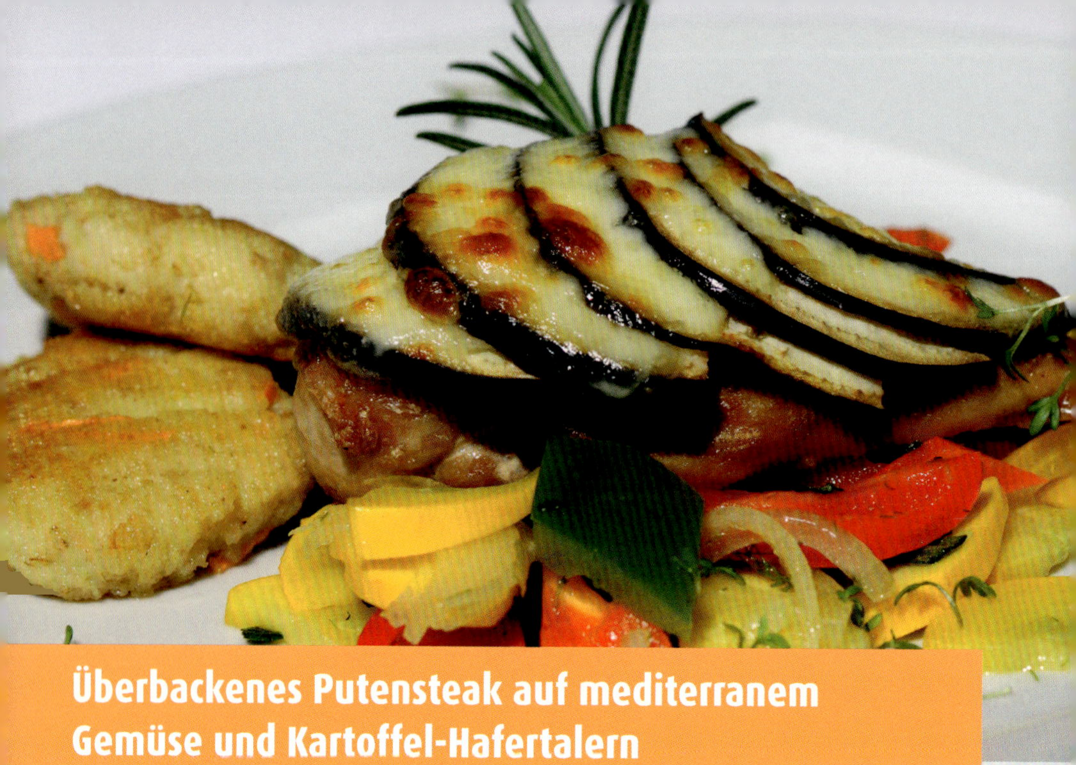

Überbackenes Putensteak auf mediterranem Gemüse und Kartoffel-Hafertalern

Zutaten

600 g	Putenbrust
150 g	Mozzarella
je 1	rote, gelbe, grüne Paprika und Aubergine
30 ml	Gemüsebrühe
1	rote Zwiebel
	Schnittlauch und Kerbel
300 g	Kartoffeln
80 g	Schmand 20 % Fett
2	Eier
80 g	Vollkornhaferflocken
4 EL	Rapsöl
	Muskatnuss, Meersalz und Pfeffer aus der Mühle

Verträglichkeit:

Durchfall
Schleimhautentzündung
Appetitlosigkeit

geeignet bei:
Diabetes

Zubereitung

Die Putenbrust in vier gleich große Stücke schneiden, leicht plattieren und mit Meersalz und Pfeffer würzen. Die Putenbrustfilets in etwas Rapsöl goldbraun anbraten. Anschließend in eine Auflaufform legen und mit den in Scheiben geschnittenen Auberginen und dem Mozzarella fächerförmig belegen.

Diese nun im Ofen bei cirka 180 Grad Celsius für 15 Minuten garen.

Die Paprika waschen, putzen und würfeln und die rote Zwiebel in feine Ringe schneiden. Die Zwiebel im Rapsöl glasig anschwitzen, danach die Paprika hinzugeben und ebenfalls einige Minuten dünsten.

Alles mit der Gemüsebrühe ablöschen und mit Meersalz und Pfeffer abschmecken.

Vor dem Anrichten kommen der frisch gehackte Kerbel und der fein geschnittene Schnittlauch hinzu. Das Gemüse sollte noch etwas Biss haben.

Für die Kartoffel-Hafertaler die gekochten Kartoffeln durch eine Kartoffelpresse drücken und abkühlen lassen. Zur abgekühlten Kartoffelmasse kommen die Eier, der Schmand und die Vollkornhaferflocken hinzu, und es wird alles miteinander vermengt.

Zum Schluss mit Meersalz und Muskatnuss abschmecken. Aus dieser Masse Taler formen und diese im Rapsöl goldbraun ausbacken.

Nährwertangaben

Energie	704 kcal
Eiweiß	45 g
Fett	41 g
davon gesättigte FS	14,6 g
Kohlenhydrate	37 g
davon Zucker	11,8 g
Ballaststoffe	10 g
Kochsalz	2 g
Cholesterin	267,5 mg
Harnsäure	234 mg
Laktose	0,7 g

Alternativ können Sie auch Hähnchenbrustfilets nehmen. Das Gemüse als Beilage kann je nach Saison und Verträglichkeit angepasst werden. Zucchinigemüse, Blumenkohl oder auch Spinat sind verträglicher als Paprika.

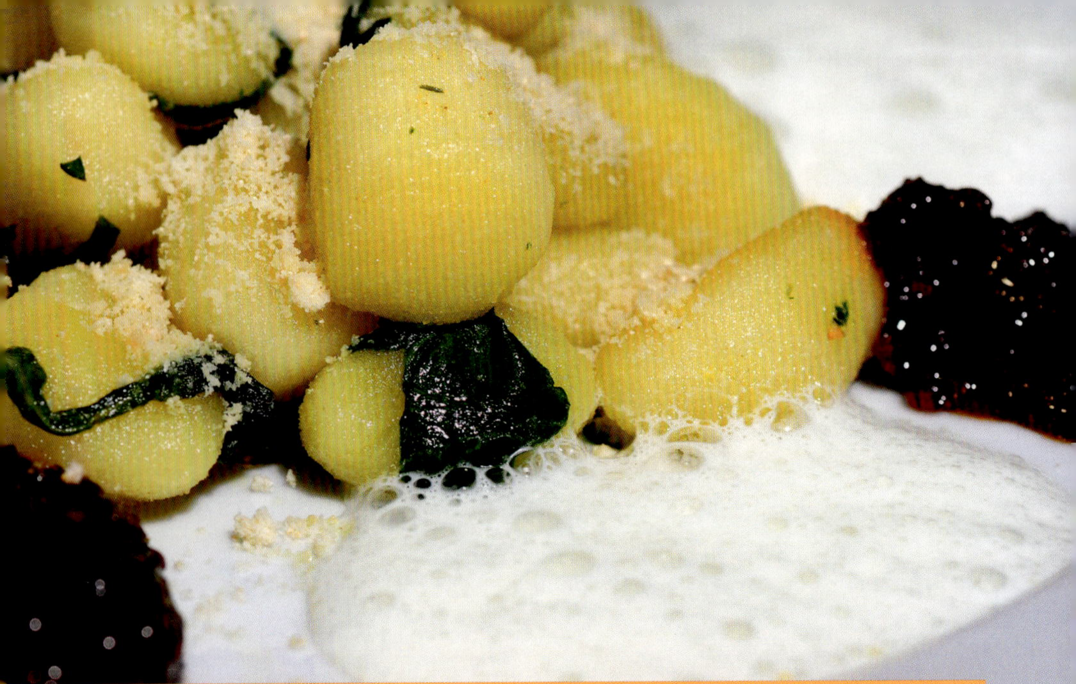

Dinkel-Vollkorngnocchi

Zutaten

180 g	Buchweizenmehl
400 ml	stilles Mineralwasser
80 g	Butter
1	Prise Muskatnuss und Meersalz aus der Mühle
1 l	Gemüsebrühe
2	Eier
150 g	Parmesan
150 g	Tofu
50 g	Sojamehl
1	große Schalotte, Zehe Knoblauch
250 ml	Sahne 30 % Fett
2 EL	Rapsöl
80 g	Blattspinat

Verträglichkeit:

Durchfall
Schleimhautentzündung
Appetitlosigkeit

geeignet bei:
Diabetes

Zubereitung

Das Mineralwasser mit der Butter, der Prise Muskatnuss und dem Meersalz zum Kochen bringen. Das Buchweizenmehl unter ständigem Rühren nach und nach in das kochende Wasser streuen und weiter rühren, bis sich nach einiger Zeit ein glatter Teig am Topfboden löst.

Der geriebene Parmesan (100 g) wird unter die zwei aufgeschlagenen Eier gerührt und anschließend diese Ei-Käsemasse unter die abgekühlte Gnocchimasse gehoben.

Schmecken Sie die Gnocchimasse nochmals mit etwas Muskat und Salz ab.

Zum Schluss werden die Gnocchi mit Hilfe von zwei Kaffeelöffeln geformt und in cirka 800 ml Gemüsebrühe gar gezogen.

Die Schalotte in kleine Würfel schneiden und im Rapsöl leicht anschwitzen. Danach den fein gewürfelten Tofu sowie den gehackten Knoblauch hinzugeben. Zum Schluss werden die Zutaten mit dem Sojamehl abgestäubt und alles mit den restlichen 200 ml Gemüsebrühe und der Sahne unter ständigem Rühren abgelöscht.

Die Soße sollte einmal richtig aufkochen und kann mit etwas Meersalz noch verfeinert werden.

Der Blattspinat wird gewaschen, gezupft und im heißen Salzwasser kurz blanchiert.

Zum Schluss werden die abgetropften Gnocchi in einer Pfanne mit etwas Butter angeschwenkt und der blanchierte und mit Salz gewürzte Blattspinat kurz vor dem Anrichten hinzugegeben.

Den restlichen Parmesan über die Gnocchi streuen und die Soße um die Gnocchi anrichten.

Nährwertangaben

Energie	875 kcal
Eiweiß	31 g
Fett	65 g
davon gesättigte FS	34 g
Kohlenhydrate	42 g
davon Zucker	4,1 g
Ballaststoffe	7 g
Kochsalz	2,5 g
Cholesterin	280 mg
Harnsäure	160 mg
Laktose	2,1 g

Die Soße kann auch cremig püriert, und der Parmesan als Garnierung weggelassen werden. Das erhöht die Verträglichkeit bei Problemen im Mundbereich. Der Blattspinat könnte durch Rahmspinat ersetzt werden.

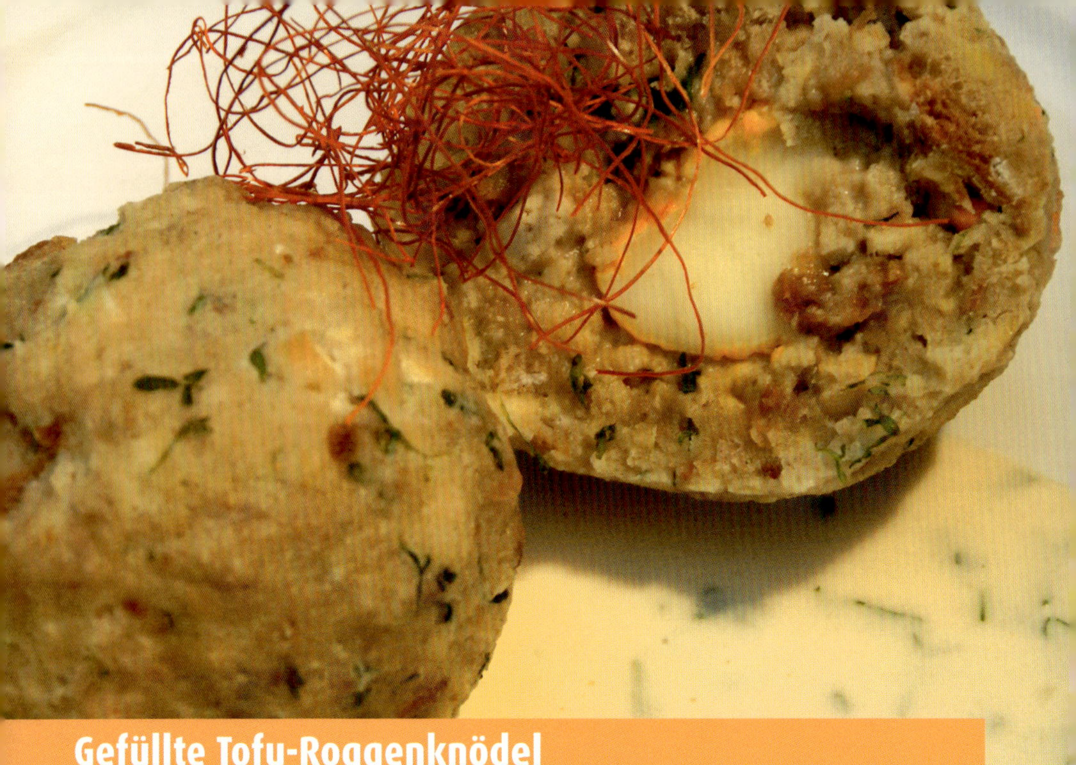

Gefüllte Tofu-Roggenknödel

Zutaten

4	Scheiben Roggenvollkornbrot
120 g	Roggenvollkornmehl Typ 1590
150 g	Tofu
3	Eier
200 ml	Mineralwasser
80 g	Emmentaler am Stück
1 l	Gemüsebrühe
150 ml	Sahne 30 % Fett
100 g	Parmesan
20 g	Butter
1	Topf Basilikum
	Meersalz und Pfeffer aus der Mühle

Verträglichkeit:

Durchfall
Schleimhautentzündung
Appetitlosigkeit

geeignet bei:
Diabetes, Hyperurikämie

Zubereitung

Die Brotscheiben entrinden und in Würfel schneiden.

Den Tofu ebenfalls fein würfeln und mit 80 g des Roggenmehls und den Brotwürfeln vermengen.

Die drei Eier aufschlagen, verquirlen und unter die Brot-Tofumasse mengen.

Zum Schluss das Mineralwasser und etwas grob gehackten Basilikum hinzugeben, mit Salz und Pfeffer abschmecken und gleich große Knödel formen.

In die Mitte der Knödel kommt jeweils ein Stück Emmentaler-Käse.

Anschließend werden die Knödel in der leicht köchelnden Gemüsebrühe für cirka 20 bis 30 Minuten gar gezogen.

Für die Soße wird der Parmesan fein gerieben und mit cirka 200 ml des Gemüsefonds zum Köcheln gebracht.

Die Butter wird mit dem restlichen Roggenmehl verknetet und dient dem Abbinden des Käse-Gemüsefonds.

Zum Schluss noch die Sahne hinzugeben, mit Salz und Pfeffer abschmecken und kurz vor dem Servieren etwas gehackten Basilikum unterrühren und mit ganzem Basilikum garnieren.

Nährwertangaben

Energie	650 kcal
Eiweiß	30 g
Fett	42 g
davon gesättigte FS	23 g
Kohlenhydrate	36 g
davon Zucker	4,6 g
Ballaststoffe	9 g
Kochsalz	2,6 g
Cholesterin	293 mg
Harnsäure	111 mg
Laktose	1,3 g

Bei Laktoseintoleranz ersetzen Sie die Sahne durch ein laktosefreies Produkt, dann können Sie dieses Gericht unbedenklich essen. Den Knödel können Sie relativ weich kochen, dann ist er bei Problemen der Mundschleimhäute auch verträglich.

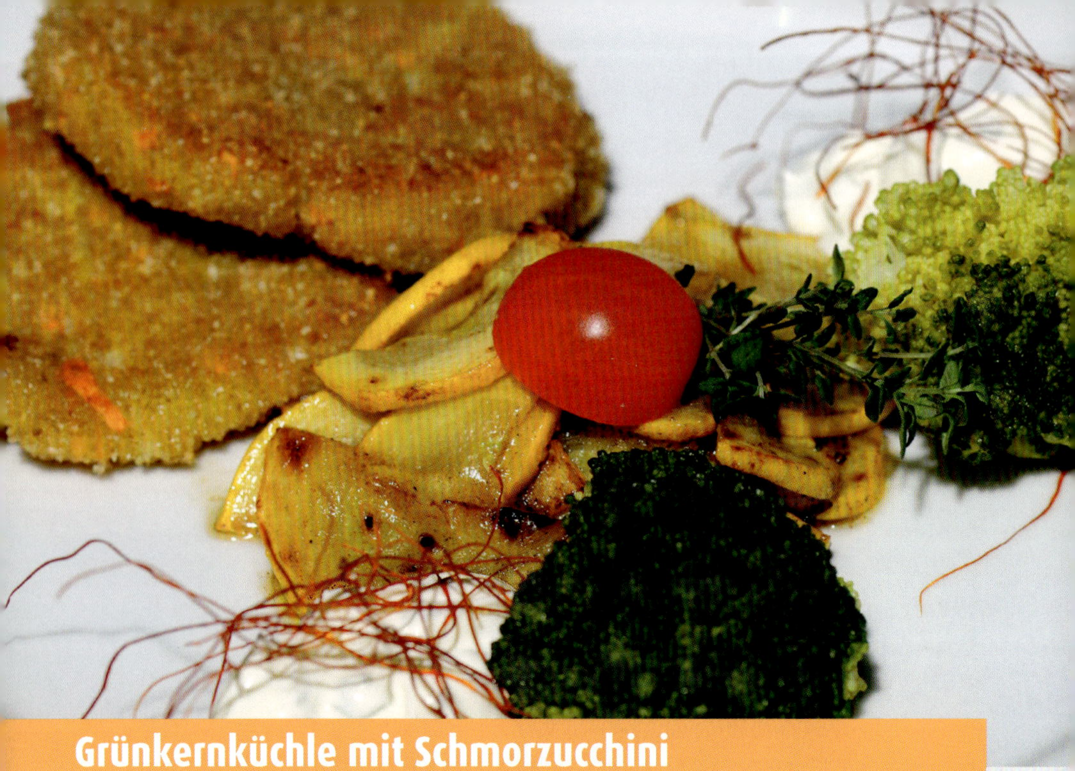

Grünkernküchle mit Schmorzucchini

Zutaten

180 g	Grünkernschrot
400 ml	Gemüsebrühe
2	Eier
40 g	Haferflocken (Vollkorn)
3	kleine Schalotten
100 g	Karotten
500 g	Zucchini
40 ml	Rapsöl
2 EL	dunklen Balsamicoessig
1	Bund Kerbel
	etwas frischen Oregano und Thymian
	Meersalz und Pfeffer aus der Mühle

Verträglichkeit:

Durchfall
Schleimhautentzündung
Appetitlosigkeit

geeignet bei:
Diabetes, Laktoseintoleranz, Hyperurikämie

Zubereitung

Das Grünkernschrot mit der Gemüsebrühe aufkochen und am Herdrand etwa 20 Minuten quellen lassen.

In der Zwischenzeit die Zucchini waschen, der Länge nach teilen oder vierteln und in feine Scheiben schneiden.

Eine Schalotte klein würfeln und zusammen mit den Zucchinischeiben im Rapsöl leicht anbraten. Mit Balsamicoessig sowie mit Salz und Pfeffer abschmecken und anschließend den frisch gehackten Oregano und Thymian unterheben.

Die Schmorzucchini sollten 30 Minuten durchziehen, bevor sie angerichtet werden.

In dieser Zeit zwei Schalotten in feine Würfel schneiden und die gewaschenen Karotten grob raspeln.

In einer Pfanne mit Rapsöl beides glasig anschwitzen und anschließend etwas abkühlen lassen. Die Eier verquirlen und mit den Haferflocken und dem abgekühlten Gemüse unter das Grünkernschrot mengen. Die Masse mit Salz und Pfeffer abschmecken, den frisch gehackten Kerbel unterheben und kleine Küchlein formen.

Diese im Rapsöl auf beiden Seiten goldgelb anbraten.

Nährwertangaben

Energie	396 kcal
Eiweiß	14 g
Fett	18 g
davon gesättigte FS	3,3 g
Kohlenhydrate	43 g
davon Zucker	7,3 g
Ballaststoffe	8,9 g
Kochsalz	0,9 g
Cholesterin	134 mg
Harnsäure	119 mg
Laktose	0 g

Wenn es vertragen wird, können Sie einen frisch angerührten Kräuterquark als Dip mit anrichten. Die Zucchini ist ein sehr gut verträgliches Gemüse. Gelbe Zucchini sind eine Variante, die es oft nur saisonal gibt.

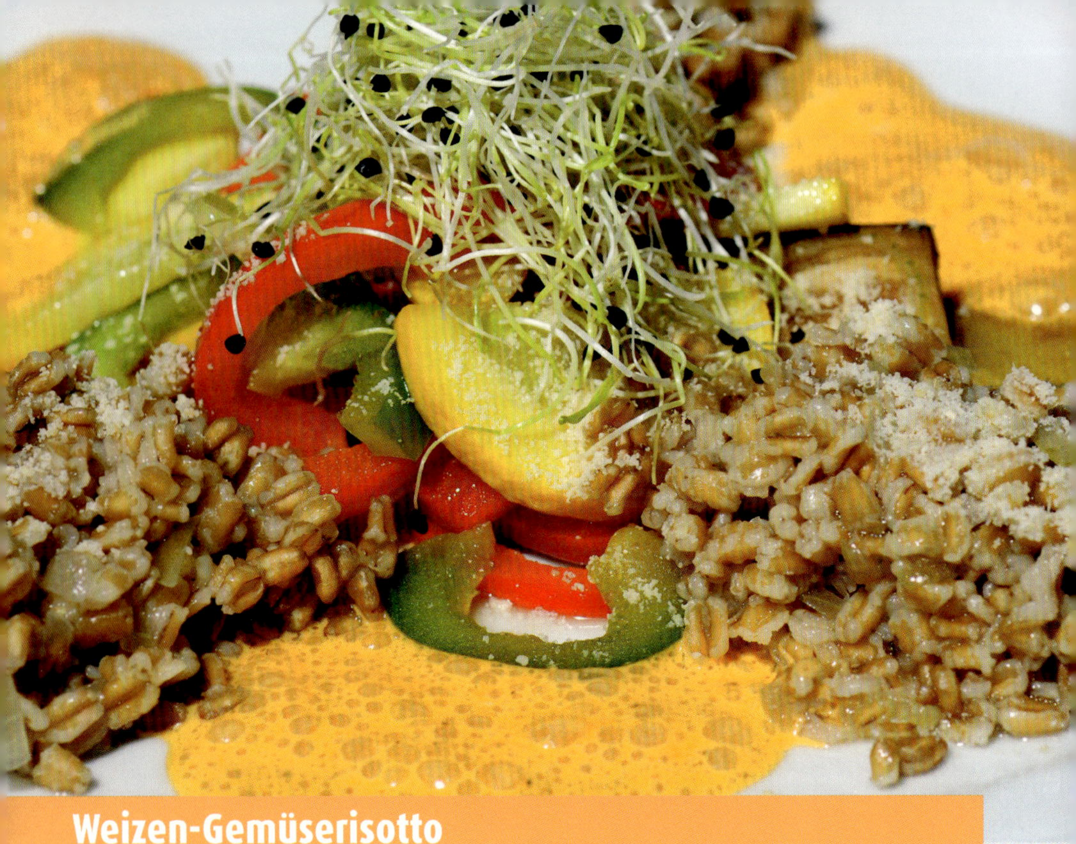

Weizen-Gemüserisotto

Verträglichkeit:

Durchfall
Schleimhautentzündung
Appetitlosigkeit

geeignet bei:
Diabetes, Laktoseintoleranz, Hyperurikämie

Zutaten

200 g	Weizen (ganz)
2	Zwiebeln
200 g	Paprika
100 g	Erbsen
60 g	Emmentaler am Stück
50 g	Butter
je 100 g	Lauch und Karotten
500 ml	Gemüsebrühe
	etwas Majoran und Koriander
	Meersalz und Pfeffer aus der Mühle

Zubereitung

Den Weizen gründlich abspülen und über Nacht in der Gemüsebrühe einweichen.

Den Weizen aufkochen und bei schwacher Hitze eine Stunde zugedeckt weiter kochen lassen.

In der Zwischenzeit die Zwiebeln schälen und fein würfeln. In einer Pfanne etwas Rapsöl erhitzen und die Zwiebeln darin glasig andünsten. Den fertigen Weizen mit Meersalz, Koriander, Pfeffer und dem Majoran abschmecken und die Zwiebeln dazugeben. Den geriebenen Käse und die Butter unterheben.

Das Gemüse waschen, putzen und klein schneiden. Alles zusammen andünsten und in etwas Gemüsebrühe gar ziehen lassen.

Das Gemüse in die Mitte des Tellers platzieren und das Risotto sternförmig darum anrichten. Zum Ausgarnieren des Gerichtes können frische Sprossen verwendet werden.

Nährwertangaben

Energie	401 kcal
Eiweiß	12 g
Fett	18 g
davon gesättigte FS	11 g
Kohlenhydrate	46 g
davon Zucker	6,4 g
Ballaststoffe	7 g
Kochsalz	1 g
Cholesterin	50 mg
Harnsäure	148 mg
Laktose	0,1 g

Dieses Gericht ist eine Alternative zu normalem Risotto und passt sehr gut zu Geflügel oder Fisch.

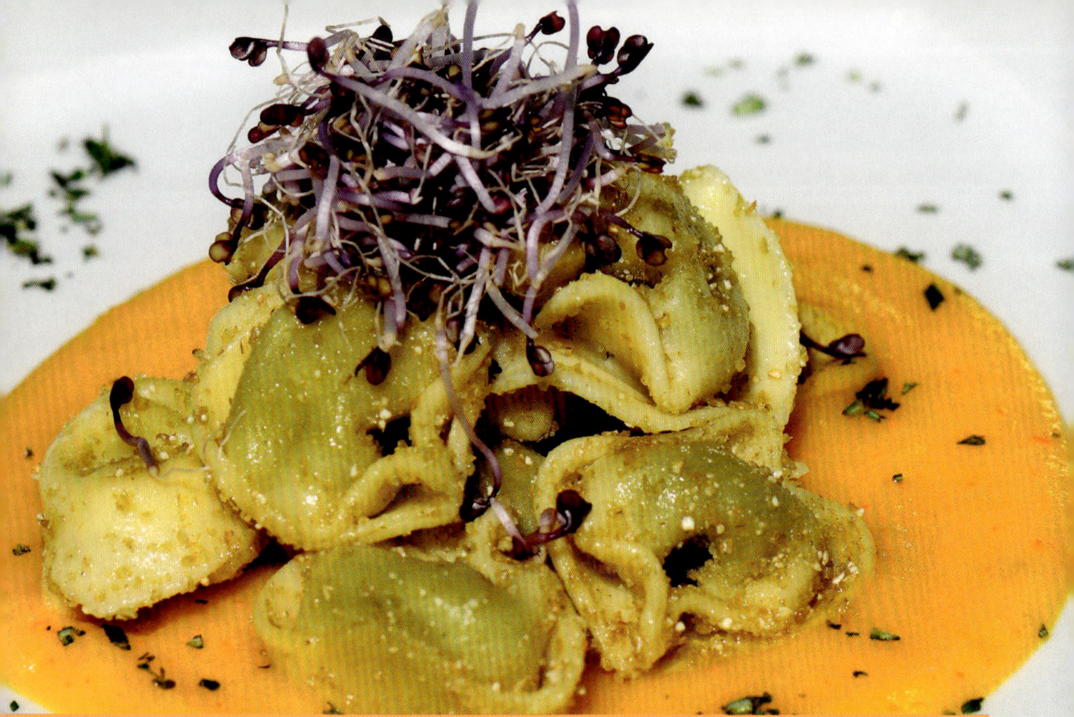

Vollkorndinkel-Tortellini

Zutaten

150 g	Weizenvollkornmehl
150 g	Hartweizengrieß
7	Eier
200 g	Blattspinat
150 g	Ricotta
100 g	Gorgonzola
20 g	Vollkornsemmelbrösel
20 g	Butter
60 g	Parmesan
	etwas Salbeiblätter und Basilikum
2 EL	Basilikumolivenöl (oder reines Olivenöl)
	Meersalz und Pfeffer aus der Mühle

Verträglichkeit:

Durchfall
Schleimhautentzündung
Appetitlosigkeit

geeignet bei:
Diabetes, Laktoseintoleranz, Hyperurikämie

Zubereitung

Für den Teig das Vollkornmehl und den Hartweizengrieß mit etwas Salz vermengen. Drei Eier aufschlagen und mit dem Olivenöl verquirlen. Diese Eimasse nach und nach unter den Teig rühren und alles gut durchkneten. Wenn der Teig zu fest ist, kann noch etwas Wasser zugegossen werden.

Der fertige Teig muss 20 Minuten mit einem feuchten Tuch bedeckt ruhen.

Für die Füllung die Spinatblätter in Salzwasser blanchieren, kalt abschrecken und nach dem Abtropfen klein hacken.

Die übrigen Eier trennen und die Eigelbe mit dem Ricotta verrühren.

Im Anschluss den Gorgonzola und das Basilikumolivenöl untermengen.

Zum Schluss werden der Spinat, die gehackten Kräuter sowie die Vollkornsemmelbrösel unter die Füllmasse gezogen und mit Salz und Pfeffer abgeschmeckt.

Den Tortelliniteig dünn ausrollen und Kreise ausstechen. In die Mitte der Kreise einen Teelöffel Füllung geben, einmal zusammenklappen und die Ränder fest andrücken. Die beiden Enden nach unten ziehen und zusammendrücken. Die Tortellini anschließend in Salzwasser kurz aufkochen, bis sie oben schwimmen.

Nährwertangaben

Energie	711 kcal
Eiweiß	37 g
Fett	39 g
davon gesättigte FS	18,1 g
Kohlenhydrate	53 g
davon Zucker	2,1 g
Ballaststoffe	8 g
Kochsalz	1,9 g
Cholesterin	522 mg
Harnsäure	106 mg
Laktose	0,2 g

Die fertigen Tortellini können nach dem Abtropfen noch in einer heißen Pfanne in etwas Öl oder Butter und frisch gehackten Kräutern geschwenkt werden. Dadurch bekommen sie einen schönen Glanz und kleben nicht zusammen. Sie können zu den Tortellini die verschiedensten Saucen ausprobieren. Zum Beispiel Kräuter-Sahnesauce, Käse-Sahnesauce oder Tomatensauce.

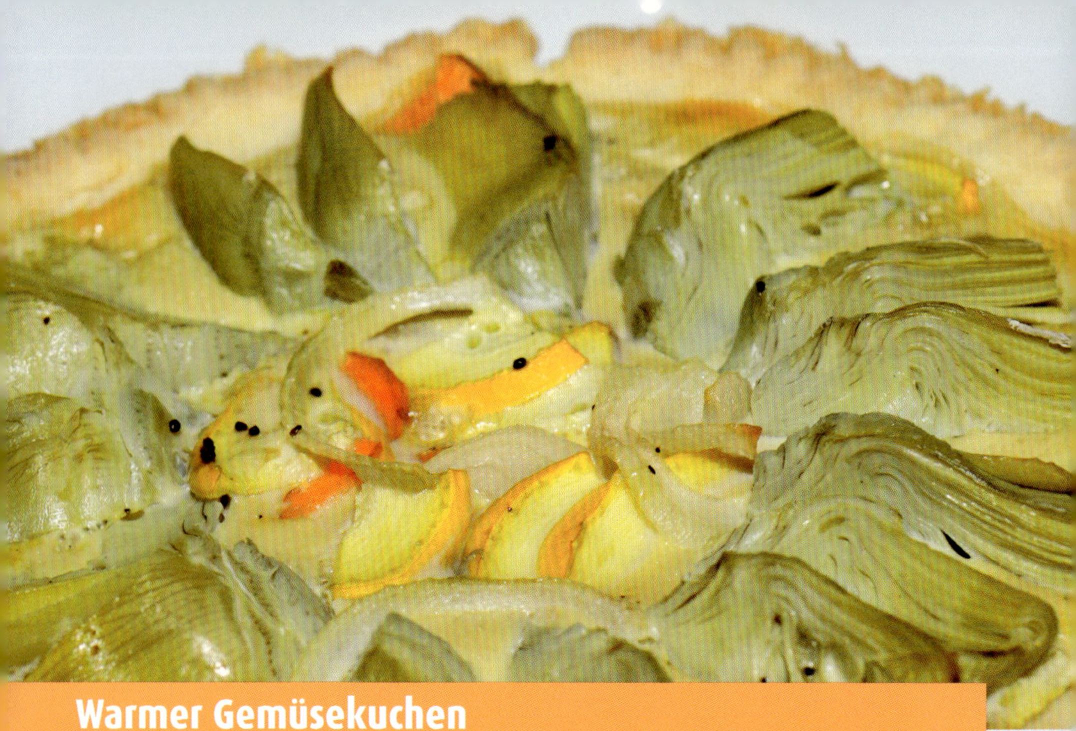

Warmer Gemüsekuchen

Zutaten

250 g	Artischocken
120 g	gelbe Zucchini
6	kleine Strauchtomaten
1	große Zwiebel
120 g	Margarine
200 g	Weizenvollkornmehl
4 EL	Mineralwasser
4	Eier
250 g	Gouda
150 g	saure Sahne
3 EL	Paniermehl
	etwas Schnittlauch
	etwas Paprikagewürz
	Meersalz und Pfeffer aus der Mühle

Verträglichkeit:

Durchfall
Schleimhautentzündung
Appetitlosigkeit

geeignet bei:
Diabetes, Hyperurikämie

Zubereitung

Das Vollkornmehl mit dem Wasser, etwas Salz und der Margarine verkneten und den Teig mindestens 30 Minuten ruhen lassen.

Danach vorsichtig ausrollen und in eine gefettete Tarteform oder Springform auslegen. Einen Rand bilden und den Boden mit den Semmelbröseln bestreuen.

Das Gemüse waschen, putzen und klein schneiden.

Die Eier mit der sauren Sahne, den Gewürzen und der Hälfte vom geriebenen Käse verrühren.

Das Gemüse auf dem Boden verteilen und die Ei-Sahne-Käse-Masse darüber schütten.

Den restlichen Käse darüber streuen und den Kuchen bei 180 Grad Celsius etwa 30 Minuten backen.

Noch warm in Stücke schneiden und servieren.

Nährwertangaben (1/4 Kuchen)

Energie	807 kcal
Eiweiß	35 g
Fett	55 g
davon gesättigte FS	22 g
Kohlenhydrate	45 g
davon Zucker	4,5 g
Ballaststoffe	13 g
Kochsalz	1,6 g
Cholesterin	315 mg
Harnsäure	95 mg
Laktose	1,2 g

Der Gemüsekuchen schmeckt auch kalt sehr gut. Das Gemüse können Sie nach Ihren Vorlieben auswählen. Der Gemüsekuchen ist eine leckere Alternative zur Pizza.
Sie könnten eine Kräutercreme als Dip dazu anrühren.

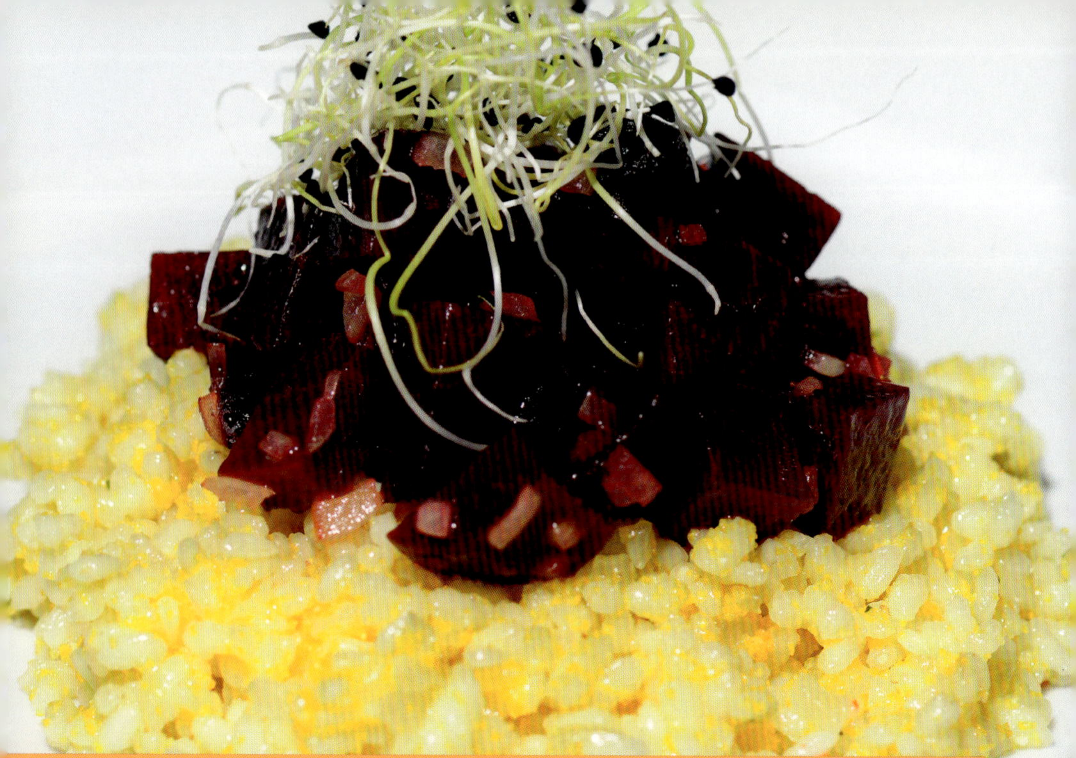

Risotto von Quinoa

Zutaten

250 g	Risottoreis (Arborio)
50 g	Quinoa
1 l	Gemüsebrühe
3	kleine Schalotten
1	Limette
50 g	Parmesan
20 ml	Rapsöl
50 g	Buchweizengrütze
500 g	Rote Bete
	einige Sprossen
	Meersalz und Pfeffer aus der Mühle

Verträglichkeit:

Durchfall
Schleimhautentzündung
Appetitlosigkeit

geeignet bei:
Diabetes, Laktoseintoleranz, Hyperurikämie

Zubereitung

Zwei Schalotten schälen, in feine Würfel schneiden und im Rapsöl glasig anschwitzen. Den Reis mit zu den Schalotten geben und ebenfalls mit anschwitzen.

Kurz bevor der heiße Gemüsefond angegossen wird, muss der Quinoa untergerührt werden.

Die Gemüsebrühe wird nach und nach in kleinen Mengen zugegossen, wenn der Reis die Flüssigkeit fast aufgesogen hat.

Wenn das Risotto fertig ist, wird mit der Hälfte des gepressten Limettensaftes sowie mit Salz und Pfeffer gewürzt.

Die Rote Bete am Stück in Salzwasser kochen, anschließend schälen und in Würfel schneiden.

Die Buchweizengrütze in etwas Gemüsefond blanchieren und danach gut abtropfen lassen.

Die dritte Schalotte ebenfalls schälen, fein würfeln und im Rapsöl anschwitzen. Die Rote-Bete-Würfel und die Buchweizengrütze hinzugeben und mit anschwenken.

Zum Schluss mit der zweiten Hälfte des Limettensaftes sowie Salz und Pfeffer abschmecken und kurz vor dem Servieren die Sprossen unterziehen.

Nährwertangaben

Energie	406 kcal
Eiweiß	13 g
Fett	17 g
davon gesättigte FS	6 g
Kohlenhydrate	48 g
davon Zucker	15,5 g
Ballaststoffe	5,4 g
Kochsalz	2,2 g
Cholesterin	23 mg
Harnsäure	104 mg
Laktose	0 g

Das Risotto ist sehr cremig und mild. Die Rote Bete kann sehr klein geschnitten werden, wenn es Probleme mit den Schleimhäuten gibt. Die Buchweizengrütze gibt dem Gericht etwas Biss, sie kann bei Problemen aber auch weggelassen werden.

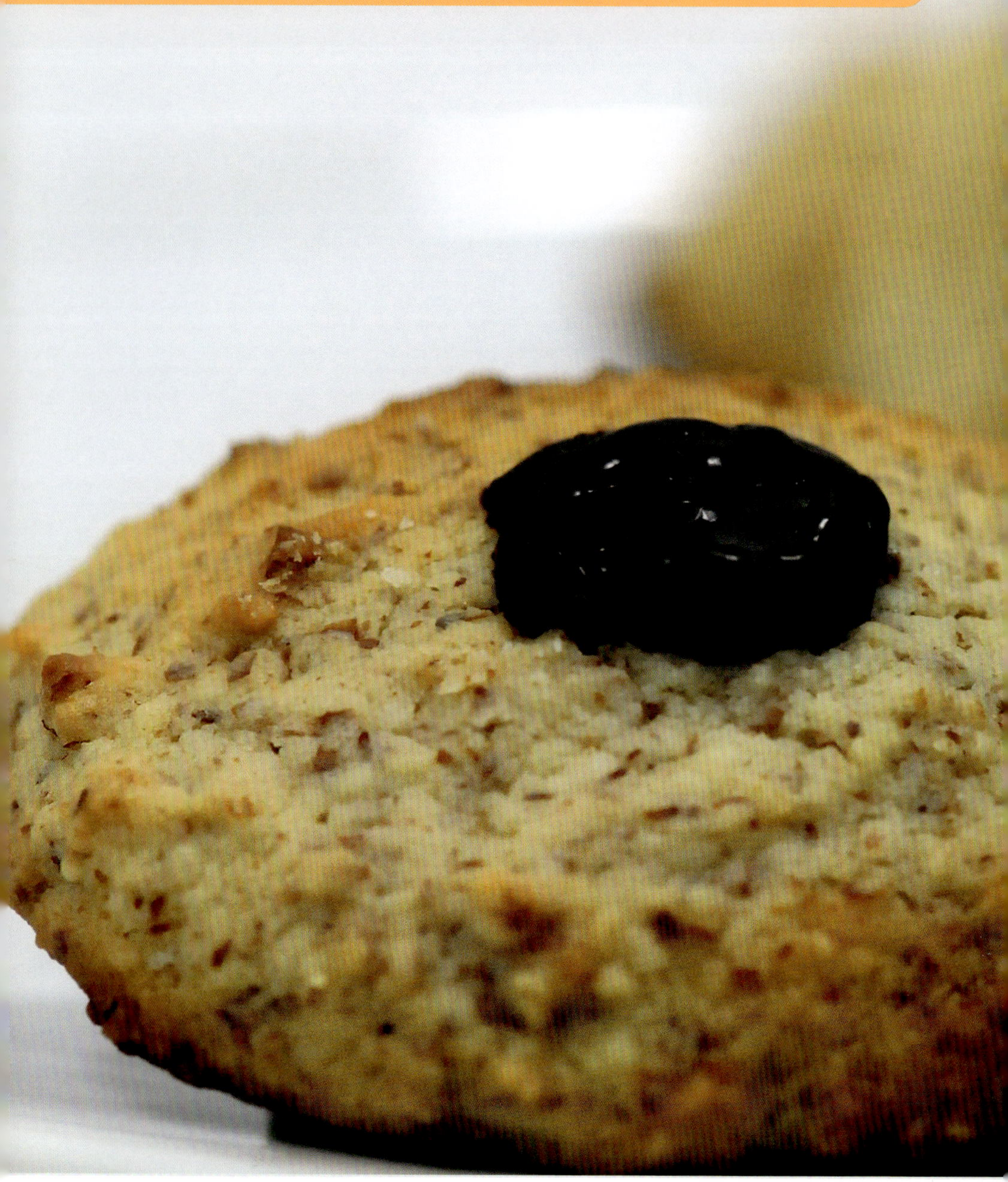

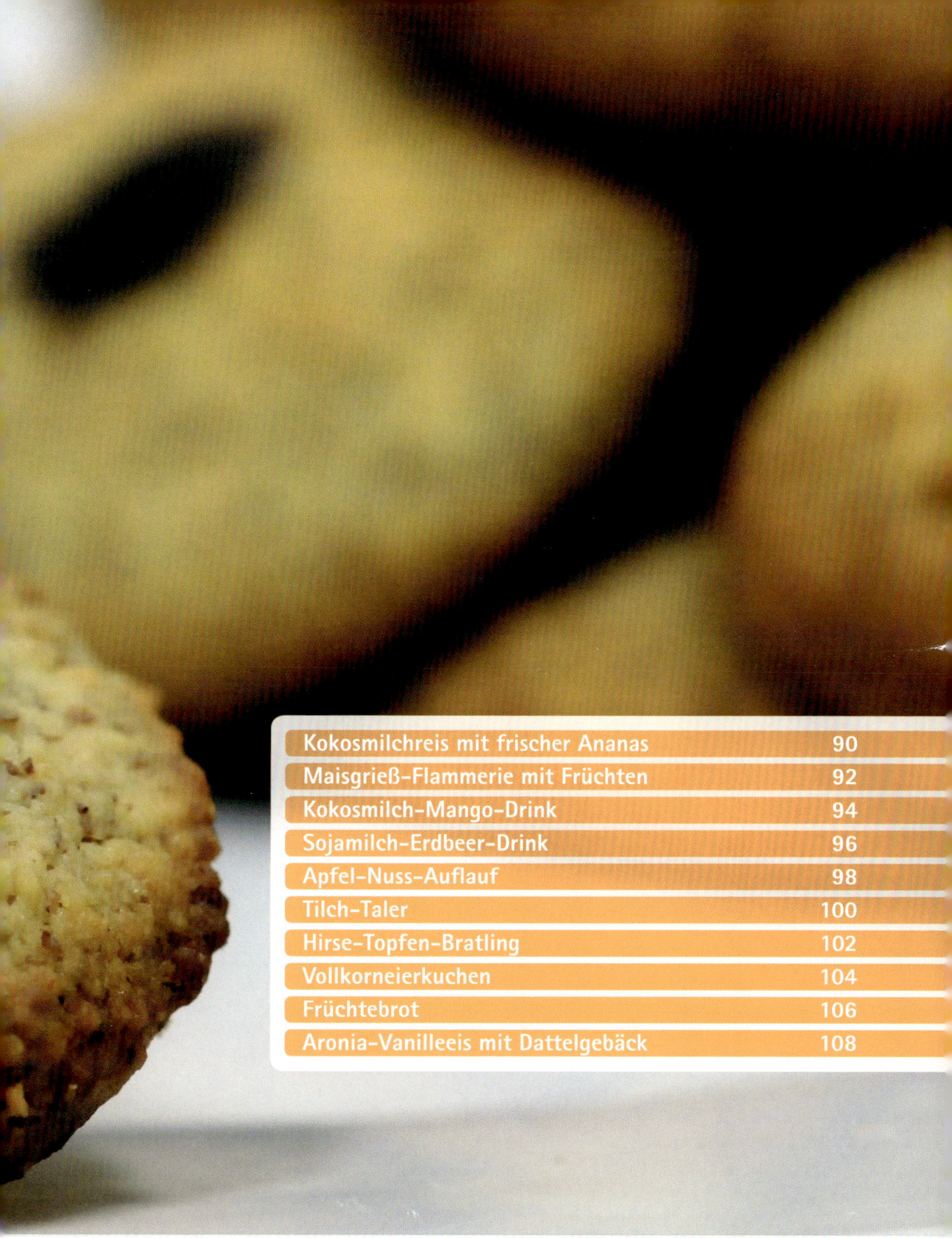

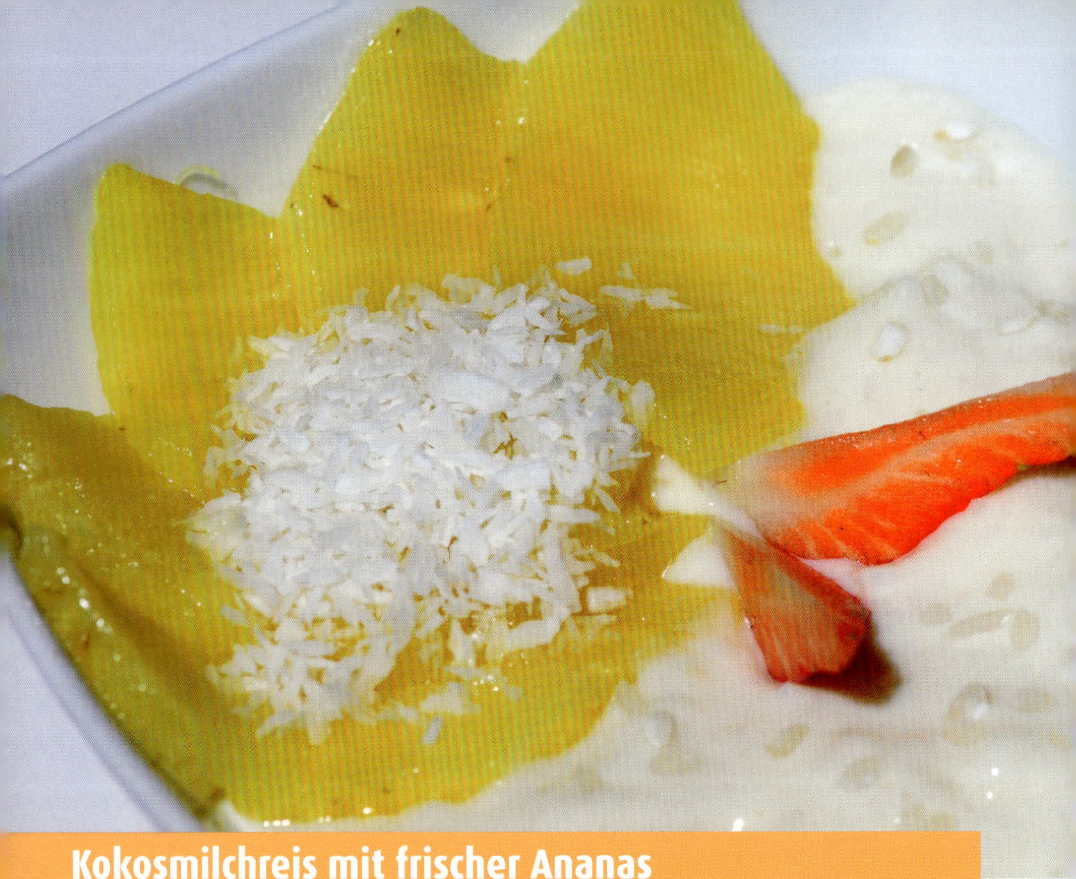

Kokosmilchreis mit frischer Ananas

Zutaten

400 ml	Kokosmilch
100 g	Rundkornreis
200 ml	Wasser
100 g	Kokosraspeln
80 g	Ananas
20 g	Rohrzucker
50 g	Honig
	etwas Meersalz

Verträglichkeit:

Durchfall
Schleimhautentzündung
Appetitlosigkeit

geeignet bei:
Laktoseintoleranz, Hyperurikämie

Zubereitung

Den Reis mit der Kokosmilch, dem Wasser und etwas Salz weich kochen. Dabei gelegentlich umrühren, damit der Milchreis nicht ansetzt.

Am Ende der Garzeit den Zucker, den Honig und die klein gewürfelte Ananas hinzufügen. Alles gut miteinander verrühren und auf Tellern anrichten.

Nährwertangaben (für 1/4 der Gesamtmenge)

Energie	280 kcal
Eiweiß	3 g
Fett	17 g
davon gesättigte FS	14,5 g
Kohlenhydrate	29 g
davon Zucker	25 g
Ballaststoffe	5,3 g
Kochsalz	0,3 g
Cholesterin	2,5 mg
Harnsäure	8,2 mg
Laktose	0 g

Bei Schleimhautentzündungen sollten Sie die Kokosraspeln weglassen und anstatt frischer Ananas nur Ananassaft verwenden. Dadurch wird der Milchreis ein wenig cremiger und lässt sich besser schlucken.

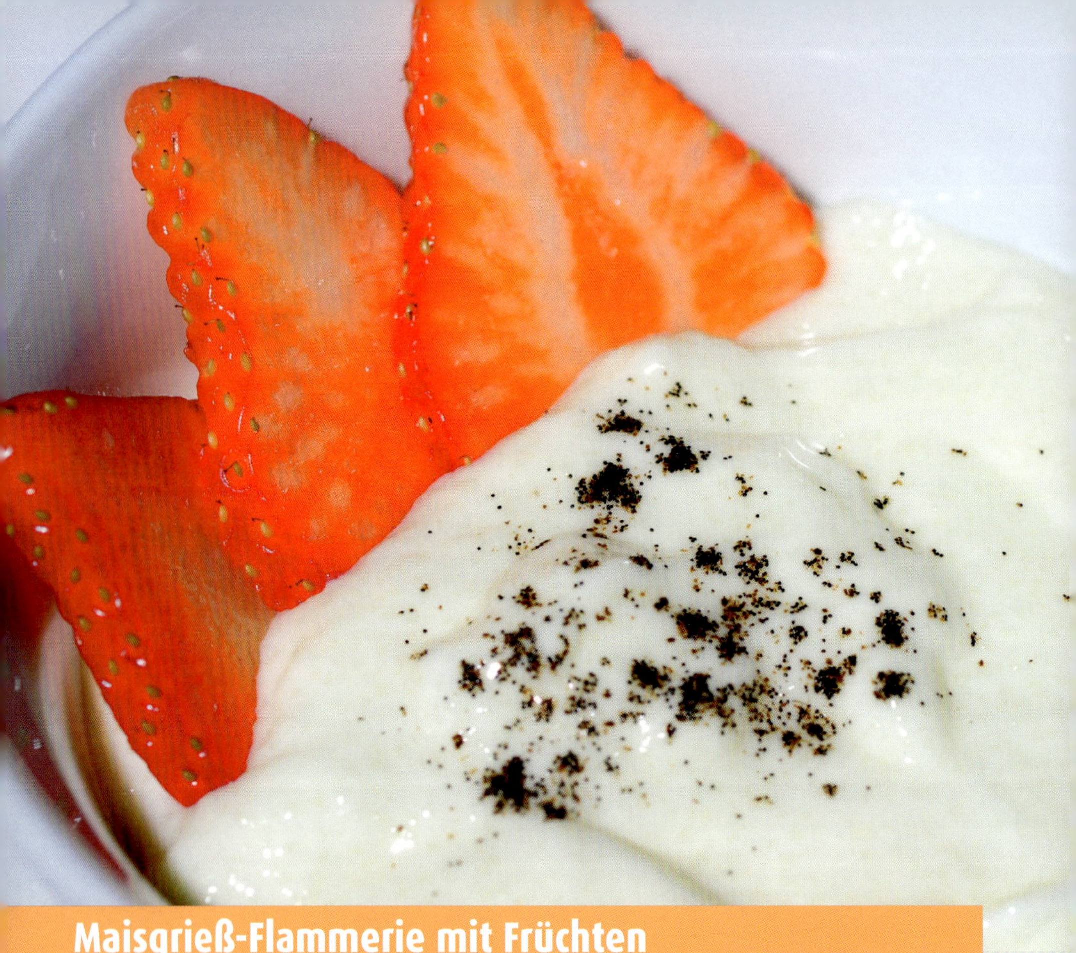

Maisgrieß-Flammerie mit Früchten

Verträglichkeit:

Durchfall
Schleimhautentzündung
Appetitlosigkeit

geeignet bei:
Laktoseintoleranz, Hyperurikämie

Zutaten

80 g	Maisgrieß (Polenta)
500 ml	Sojamilch
80 g	Rohrzucker
40 g	Kokosmark
	Meersalz

Zubereitung

Die Sojamilch mit dem Maisgrieß, dem Zucker und einer Prise Salz vorsichtig aufkochen und unter ständigem Rühren zehn Minuten weiter köcheln lassen.

Anschließend zugedeckt am Herdrand etwa 20 Minuten ausquellen lassen.

Nach dem Ausquellen und Abkühlen wird das Kokosmark untergehoben.

Zum Verfeinern kann das Mark einer Vanilleschote hinzugegeben werden.

Obst kann saisonal ausgewählt, und auf oder unter dem Flammerie angerichtet werden.

Nährwertangaben (für 1/4 der Gesamtmenge)

Energie	373 kcal
Eiweiß	22 g
Fett	16 g
davon gesättigte FS	4,9 g
Kohlenhydrate	35 g
davon Zucker	20,4 g
Ballaststoffe	11,3 g
Kochsalz	0,7 g
Cholesterin	0 mg
Harnsäure	108 mg
Laktose	0 g

Als Obst wären Mango oder Ananas zu empfehlen. Wenn keine Beschwerden vorliegen, könnten diese zuvor mit etwas Butter, 1 EL Zucker und 50 g Kokosraspeln angeröstet werden.

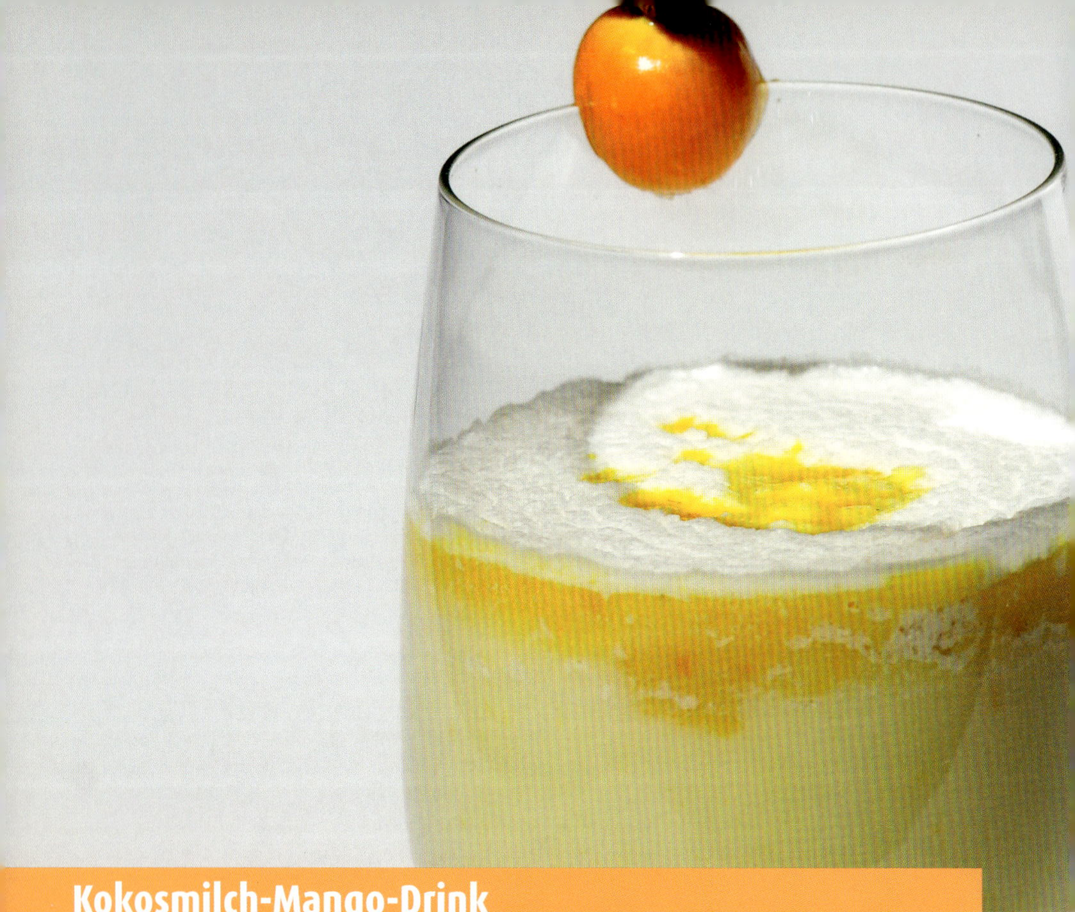

Kokosmilch-Mango-Drink

Verträglichkeit:

Durchfall
Schleimhautentzündung
Appetitlosigkeit

geeignet bei:
Laktoseintoleranz, Hyperurikämie

Zutaten

700 ml	Kokosmilch
1	Mango
1	Limette
1	Orange
50 g	Kokosraspeln

Zubereitung

Die Mango schälen, das Fruchtfleisch vom Kern herunterschneiden und würfeln. Das Fruchtfleisch pürieren.

Die Kokosmilch, jeweils den Saft der ausgepressten Orange und der Limette hinzugeben und alles schaumig verrühren oder im Mixer pürieren.

Zum Schluss je nach Geschmack Kokosraspel hinzugeben.

Nährwertangaben

Energie	196 kcal
Eiweiß	2 g
Fett	10 g
davon gesättigte FS	7,7 g
Kohlenhydrate	23 g
davon Zucker	22 g
Ballaststoffe	5 g
Kochsalz	0,2 g
Cholesterin	0 mg
Harnsäure	26 mg
Laktose	0 g

Bei Schleimhautentzündungen sollten Sie die Kokosraspel weglassen und einen milden Orangensaft nehmen.

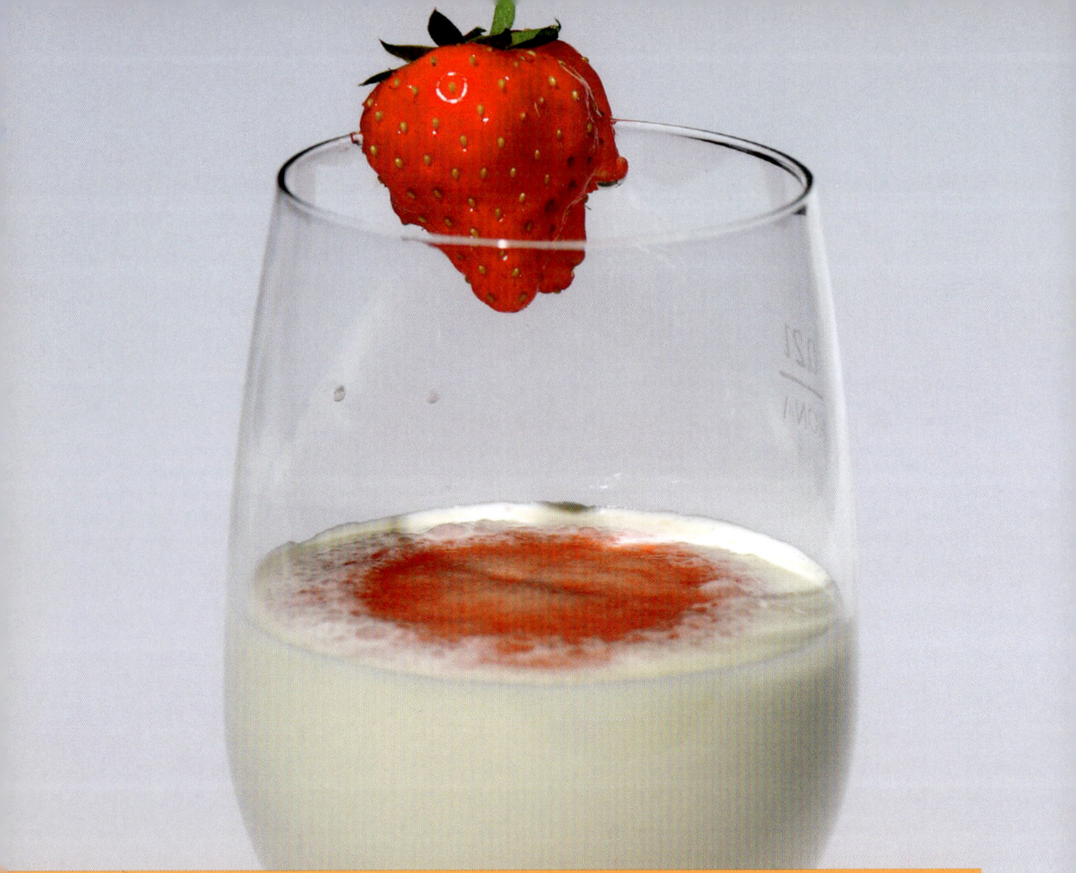

Sojamilch-Erdbeer-Drink

Verträglichkeit:

Durchfall
Schleimhautentzündung
Appetitlosigkeit

geeignet bei:
Laktoseintoleranz

Zutaten

900 ml	Sojamilch
150 g	frische Erdbeeren
80 g	Rohrzucker
15 g	frischer Ingwer

Zubereitung

Frische Erdbeeren waschen, vom Stiel befreien und halbieren.

Zusammen mit der Sojamilch und dem Rohrzucker pürieren.

Den Ingwer schälen, fein reiben und unter die fertige Milch rühren.

Nährwertangaben

Energie	205 kcal
Eiweiß	8 g
Fett	4 g
davon gesättigte FS	2,2 g
Kohlenhydrate	34 g
davon Zucker	2,5 g
Ballaststoffe	0,7 g
Kochsalz	0,3 g
Cholesterin	13,5 mg
Harnsäure	9,9 mg
Laktose	0 g

Die Erdbeeren können gegen jedes beliebige andere Obst ausgetauscht werden.

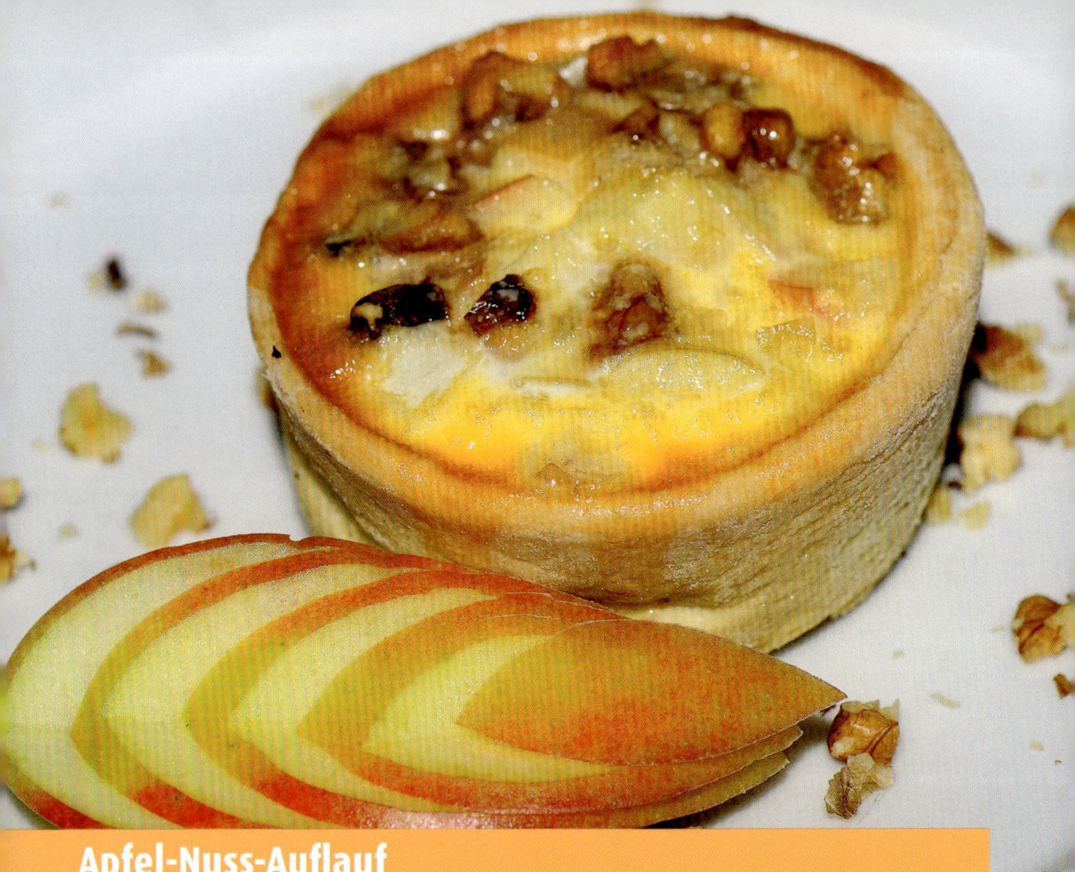

Apfel-Nuss-Auflauf

Verträglichkeit:

Durchfall
Schleimhautentzündung
Appetitlosigkeit
geeignet bei:
Laktoseintoleranz, Hyperurikämie

Zutaten

400 g	Äpfel
2	Eier
40 g	Walnüsse
40 g	Haselnüsse
60 g	Honig
2 EL	Zitronensaft
1	Msp. Zimt
2 EL	Haferschrot

Zubereitung

Die Nüsse grob hacken und mit den geriebenen Äpfeln vermischen. Die Eier trennen. Eigelb, Haferschrot, Zimt und Zitronensaft unterrühren und quellen lassen.

In der Zwischenzeit das Eiweiß steif schlagen.

Zuerst den Honig und dann das geschlagene Eiweiß unterheben.

Alles in eine kleine Auflaufform oder in fertige Tarteletteförmchen füllen und bei 175 Grad Celsius 15 bis 20 Minuten backen.

Nach dem Backen etwas abkühlen lassen.

Der Apfel-Nuss-Auflauf kann mit Schlagsahne serviert werden.

Nährwertangaben

Energie	280 kcal
Eiweiß	6 g
Fett	13 g
davon gesättigte FS	1,7 g
Kohlenhydrate	30 g
davon Zucker	23 g
Ballaststoffe	3,7 g
Kochsalz	0,1 g
Cholesterin	93 mg
Harnsäure	29 mg
Laktose	0 g

Nüsse enthalten Vitamine, Eiweiß und ungesättigte Fettsäuren wie Omega-3-Fettsäuren. Wer möchte, kann die letzten Minuten im Backofen noch gehackte Nüsse, Rosinen oder Mandelblättchen über den Auflauf streuen.

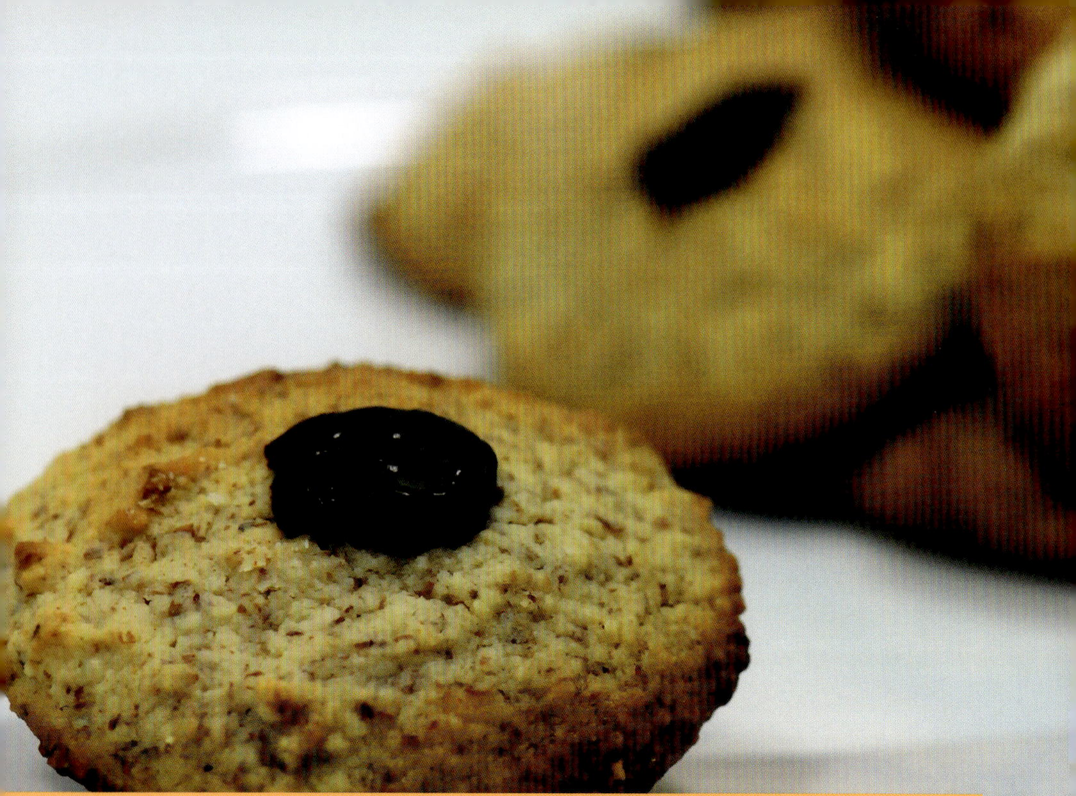

Tilch-Taler

Zutaten

200 g	gemahlene Mandeln
200 g	Frischkäse Doppelrahmstufe
50 g	Mehl
50 g	Butter
120 g	Zucker
1 Msp.	Backpulver
1 Pck.	Vanillin-Zucker
3	Tropfen Bittermandelaroma
2	Eigelb
1	Eiweiß
	Schale 1 abgeriebenen Zitrone

Verträglichkeit:

Durchfall
Schleimhautentzündung
Appetitlosigkeit

geeignet bei:
Hyperurikämie

Zubereitung

Die Butter mit dem Zucker schaumig schlagen und anschließend das Eigelb unterrühren.

Den Frischkäse verrühren und das Mehl, das Backpulver, die Zitronenschale, das Aroma und die gemahlenen Mandeln zur Masse hinzufügen.

Das Eiweiß fest schlagen und zum Schluss vorsichtig unter die ganze Masse heben.

Mit zwei Teelöffeln kleine Kleckse auf ein mit Backpapier ausgelegtes Backblech geben.

Bei 180 Grad Celsius mit Umluft für etwa zwölf Minuten goldgelb backen.

Die Kekse danach abkühlen lassen und nach Belieben verzieren.

In einem geschlossenen Behältnis halten sie drei Wochen, und wenn Sie einen halben Apfel mit dazulegen, bleiben sie schön frisch.

Nährwertangaben

	pro Stück bei 30 Talern
Energie	104 kcal
Eiweiß	3 g
Fett	8 g
davon gesättigte FS	2,6 g
Kohlenhydrate	6 g
davon Zucker	4,5 g
Ballaststoffe	0,7 g
Kochsalz	0,1 g
Cholesterin	29,4 mg
Harnsäure	3,6 mg
Laktose	0,2 g

Die Kekse sind wahre Kalorienbomben und als Zwischensnack bestens geeignet. Sie bleiben durch den Frischkäse schön weich und sind nicht allzu süß. Die Idee und Umsetzung des Tilch-Talers entstand zur Feier des 70. Geburtstages von Dr. med. habil. Tilch. Er war sehr viele Jahre Chefarzt im Klinikum Obergöltzsch Rodewisch und setzte sich unermüdlich und sehr engagiert auf dem Gebiet der Diagnostik und Therapie des Mammakarzinoms ein. Aus diesem Grund bedankten wir uns bei ihm mit dem Tilch-Taler in Form einer Brust. Der Taler kann natürlich auch in jeglicher anderer Form verziert werden.

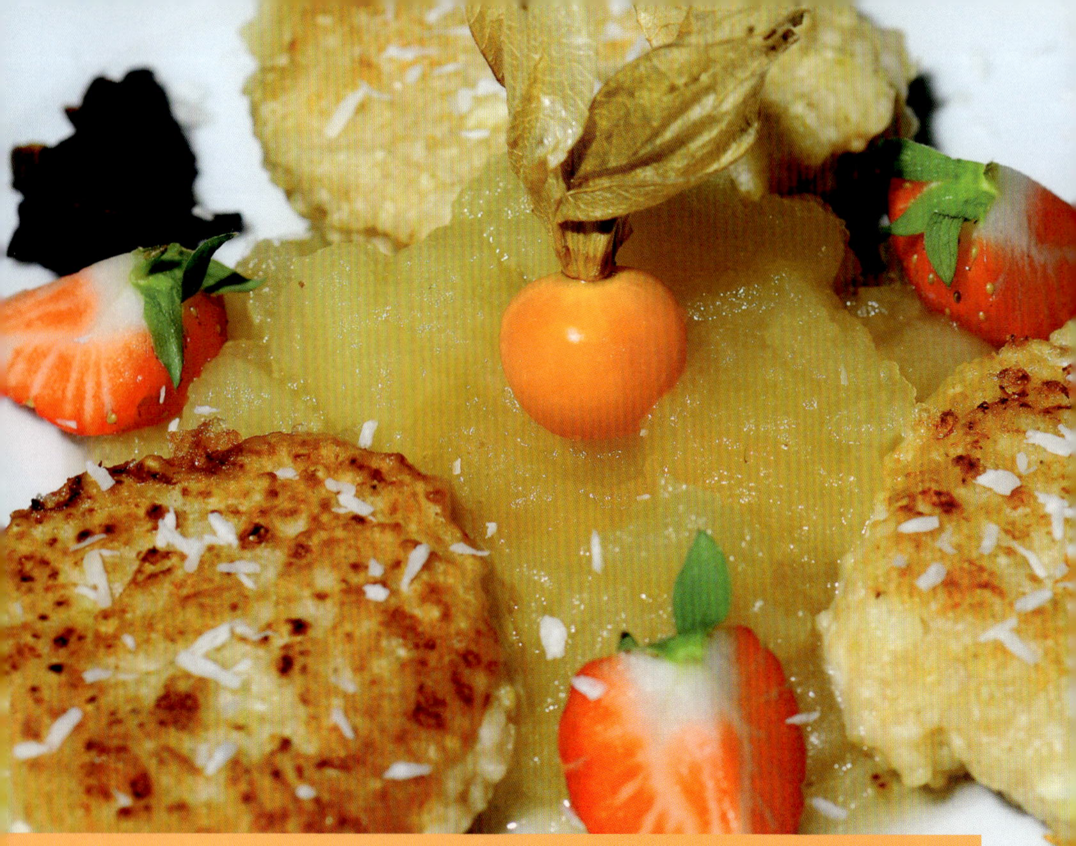

Hirse-Topfen-Bratling

Zutaten

400 ml	Sojamilch
100 g	Quark auf Sojabasis
200 g	Hirse
70 g	Vollkornmehl
30 g	Rosinen
30 g	Honig
70 g	Zucker
2	Eier
1	Prise Salz
70 g	Paniermehl
1 EL	Rapsöl

Verträglichkeit:

Durchfall
Schleimhautentzündung
Appetitlosigkeit

geeignet bei:
Laktoseintoleranz

Zubereitung

Die Hirse mit dem Zucker in die Sojamilch einrühren und vorsichtig alles aufkochen lassen, bis die Hirse weich ist.

Bitte darauf achten, dass die Sojamilch beim Aufkochen nicht gerinnt.

Nachdem die Hirse etwas abgekühlt ist, alle anderen Zutaten außer Öl und Paniermehl untermengen und aus dem Teig kleine Klöße formen.

Diese leicht plattieren, beidseitig im Paniermehl wenden und im Rapsöl goldgelb ausbacken.

Nährwertangaben (für 1/4 der Gesamtmenge)

Energie	652 kcal
Eiweiß	32 g
Fett	18 g
davon gesättigte FS	3,2 g
Kohlenhydrate	88 g
davon Zucker	30 g
Ballaststoffe	12,4 g
Kochsalz	0,3 g
Cholesterin	129 mg
Harnsäure	159 mg
Laktose	0 g

Zu den Bratlingen passen sehr gut frisches Obst, Obstkompott oder Sahne. Wer die Milchprodukte auf Sojabasis nicht mag, kann auch normale Milch und Quark nehmen.

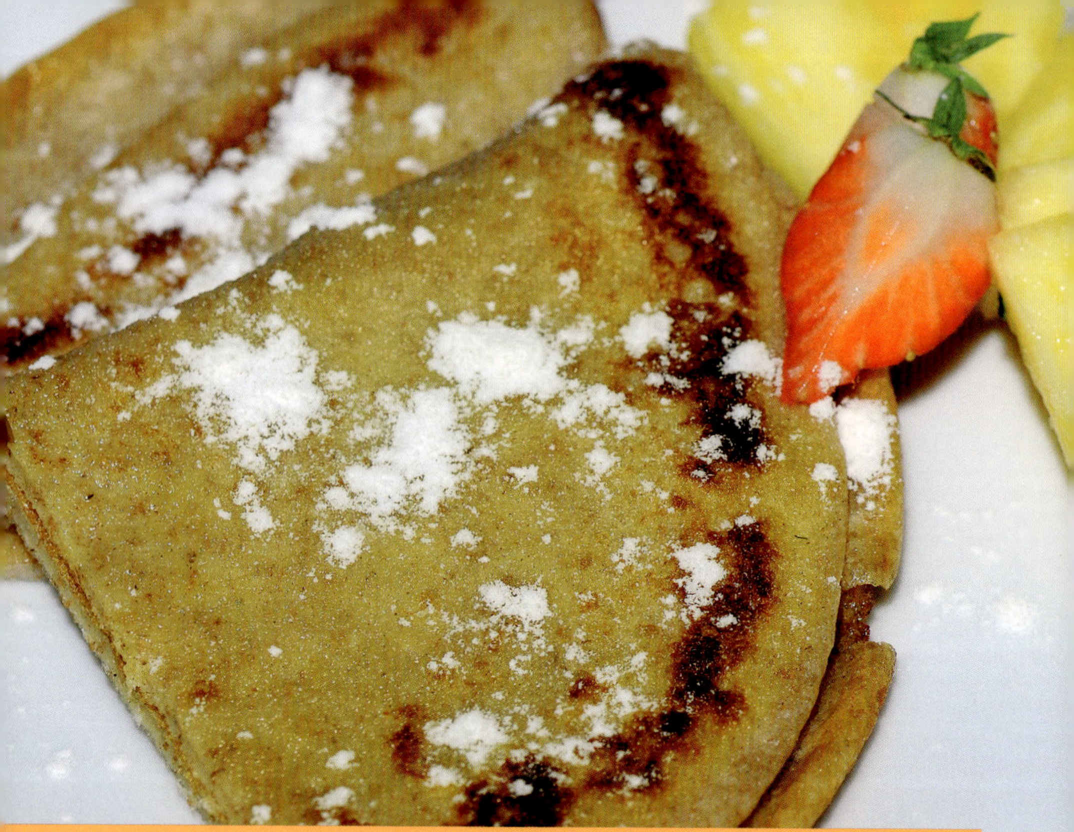

Vollkorneiereierkuchen

Verträglichkeit:

Durchfall
Schleimhautentzündung
Appetitlosigkeit
geeignet bei:
Hyperurikämie, Diabetes

Zutaten

160 ml	Buttermilch
120 ml	Mineralwasser
4	Eier
120 g	Weizenvollkornmehl
60 g	Honig
1	Prise Salz
30 g	Butter
2 EL	Rapsöl

Zubereitung

Für den Pfannkuchenteig Mehl, die Eier und Buttermilch zu einem glatten Teig verrühren. Eine Prise Salz hinzugeben und erst zum Schluss vorsichtig das Mineralwasser unterheben.

Die Butter und das Rapsöl in einer Pfanne zergehen lassen und eine Kelle Teig pro Pfannkuchen in die Pfanne geben. Die Pfannkuchen von beiden Seiten ausbacken und beim Wenden aufpassen, dass sie nicht zerreißen.

Der Honig kann vor dem Anrichten darüber gegeben werden.

Die fertigen Pfannkuchen mit Puderzucker bestäuben und mit einem Tupfer Sahne verzieren.

Nährwertangaben (für 1/4 der Gesamtmenge)

Energie	356 kcal
Eiweiß	12 g
Fett	20 g
davon gesättigte FS	6,5 g
Kohlenhydrate	32 g
davon Zucker	12 g
Ballaststoffe	3 g
Kochsalz	0,5 g
Cholesterin	266 mg
Harnsäure	27,6 mg
Laktose	1,6 g

In der Pfanne kann nach dem Backen der Pfannkuchen noch etwas Zucker karamellisiert und darin Beerenobst angeschwenkt werden. Dieses passt gut als Beilage zu den Pfannkuchen.

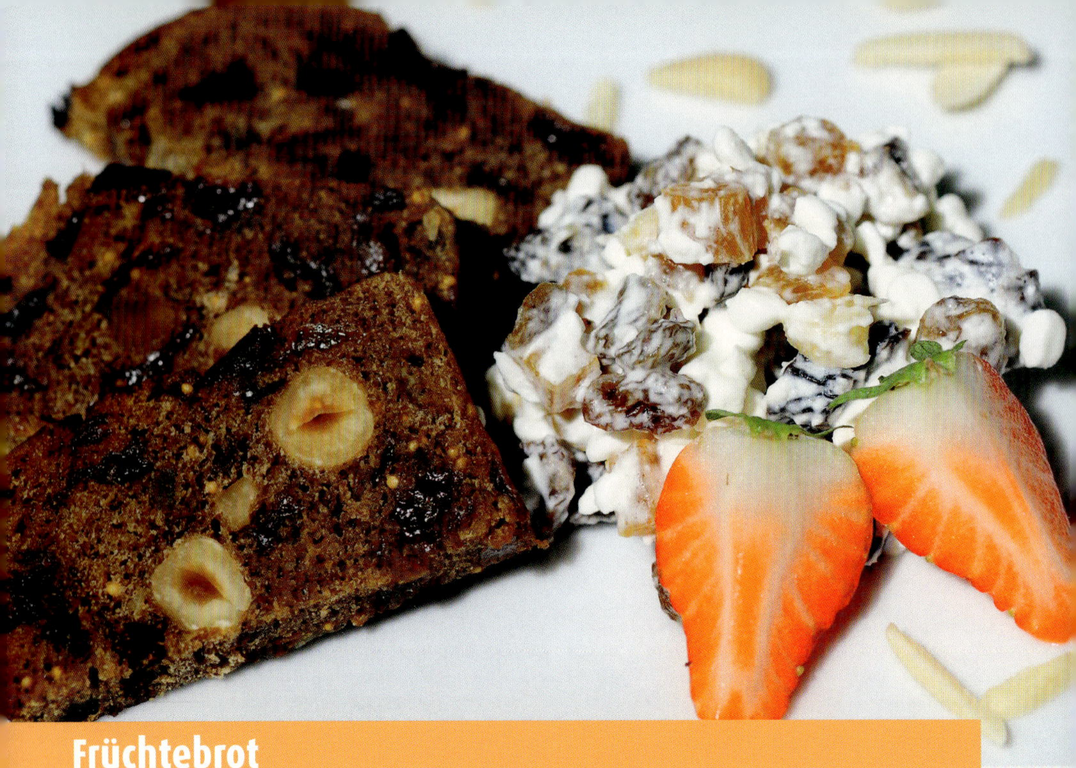

Früchtebrot

Zutaten

2	Eier
175 g	Vollkornmehl
75 g	Mandeln
75 g	Haselnüsse
150 g	brauner Zucker
175 g	getrocknete Feigen
175 g	getrocknete Pflaumen
1 TL	Backpulver
150 g	Rosinen
125 g	Zitronat
40 g	Backmargarine
2 TL	Honig
1 TL	Kakaopulver

Verträglichkeit:

Durchfall
Schleimhautentzündung
Appetitlosigkeit
geeignet bei:
Laktoseintoleranz

Zubereitung

Die Pflaumen und Feigen klein schneiden.

Die Eier mit dem Zucker schaumig rühren, das Mehl und Backpulver einrieseln lassen und mit der Margarine zu einem Teig verkneten.

Alle übrigen Zutaten untermengen und den Teig in eine gefettete Kastenform geben.

Bei 180 Grad Celsius (Umluft) cirka 60 Minuten backen.

Zum Ende der Backzeit hin die Form mit Alufolie abdecken, damit das Brot nicht zu dunkel wird.

Bewahren Sie das Brot in einer Blechdose auf, dann bleibt es schön frisch und saftig.

Nährwertangaben (für 1/4 der Gesamtmenge)

Energie	1098 kcal
Eiweiß	20 g
Fett	36 g
davon gesättigte FS	6,6 g
Kohlenhydrate	168 g
davon Zucker	136 g
Ballaststoffe	20 g
Kochsalz	0,1 g
Cholesterin	130 mg
Harnsäure	176 mg
Laktose	0 g

Früchtebrot ist ein beliebtes Gebäck zur Weihnachtszeit. Die Trockenfrüchte können nach Belieben ausgetauscht werden gegen zum Beispiel Datteln, getrocknete Aroniabeeren oder Cranberrys. Sie können auch Walnüsse oder Mandeln nehmen, experimentieren Sie ein bisschen. Mit einer Kugel Eis und etwas Sahne lässt sich auch sehr schnell ein Dessert zaubern.

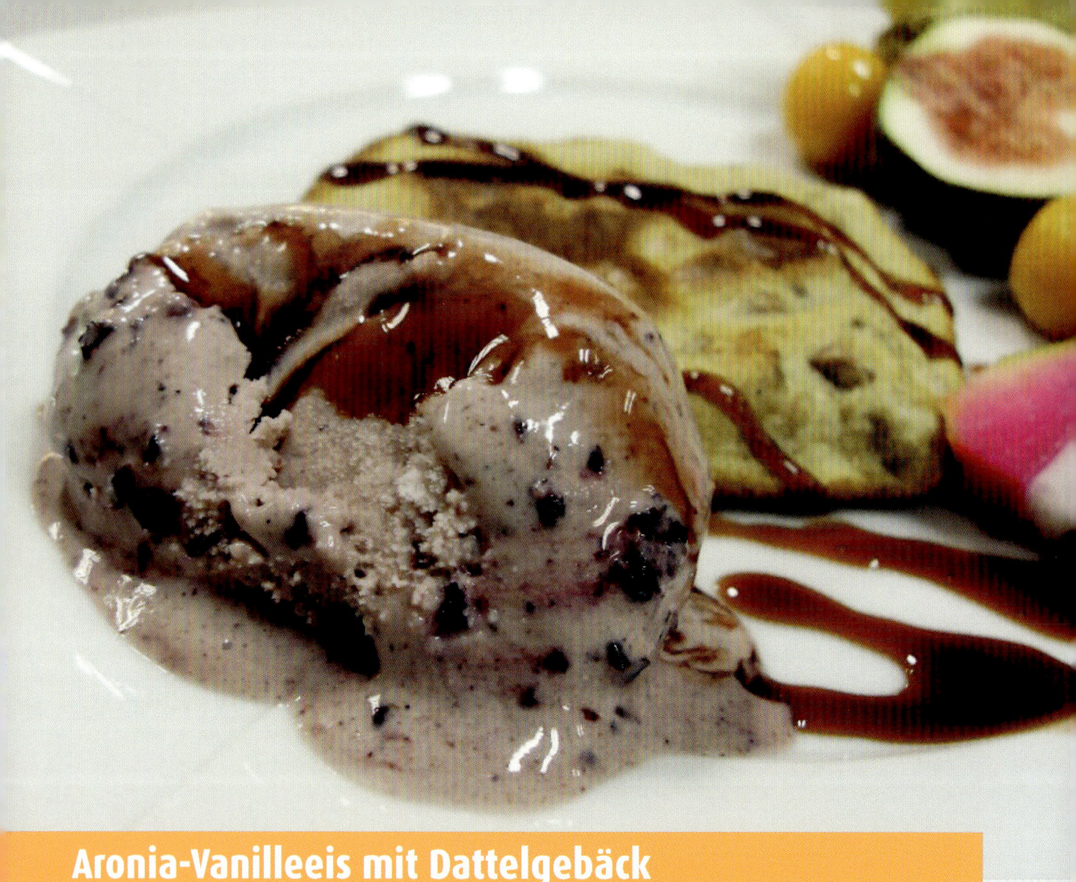

Aronia-Vanilleeis mit Dattelgebäck

Zutaten

250 g	Vanilleeis
30 g	Aroniabeeren (getrocknet)
60 g	Aroniakonfitüre
200 g	Butter
120 g	Akazienhonig
2	Eier
1	Limette
150 g	gemahlene Haselnüsse
200 g	Datteln (getrocknet)
260 g	Vollkornmehl

Verträglichkeit:

Durchfall
Schleimhautentzündung
Appetitlosigkeit

geeignet bei:
Hyperurikämie

Zubereitung

Das Vanilleeis in eine Schüssel umfüllen und mit den zerkleinerten Aroniabeeren und der Konfitüre ordentlich vermengen. Anschließend wieder in die Gefriertruhe geben und anfrieren lassen.

Für das Dattelgebäck die Butter mit den Eiern und dem Akazienhonig schaumig rühren.

Die Limette gründlich waschen, etwas Schale in die Masse fein abreiben und ein paar Spritzer Saft hineindrücken.

Die Datteln entsteinen und in kleine Stücke schneiden. Diese und die gemahlenen Nüsse unter die Masse heben.

Zum Schluss das Mehl hineinsieben und alles zu einem Teig verkneten.

Den Backofen vorheizen und den Teig in kleinen Häufchen auf ein gefettetes Backblech geben.

Bei 180 Grad Celsius 20 bis 30 Minuten backen.

Das Aronia-Vanilleeis in Kugeln auf das noch warme Dattelgebäck setzen und sofort servieren.

Nährwertangaben

	1 Port. Eis	1 Stück Dattelgebäck (bei insg. 24 Stck.)
Energie	170 kcal	183 kcal
Eiweiß	3 g	3 g
Fett	6 g	12 g
davon gesättigte FS	3 g	4,8 g
Kohlenhydrate	21 g	17 g
davon Zucker	15 g	9,5 g
Ballaststoffe	1,1 g	2,3 g
Kochsalz	0,1 g	0 g
Cholesterin	83,4 mg	40,6 mg
Harnsäure	16,2 mg	13,1 mg
Laktose	1,8 g	0,05 g

Aroniabeeren sind kleine schwarze Beeren, die süß-säuerlich-herb schmecken. Sie enthalten viel Vitamin C, Vitamin K, Folsäure und einen sehr hohen Gehalt an Anthocyanen. Diese gehören zu der großen Gruppe der Flavonoide. Diesen Pflanzeninhaltsstoffen schreibt man positive Wirkungen im Organismus zu. Mittlerweile gibt es sehr viele Aronia-Produkte, wie Saft, getrocknete Beeren, Konfitüre oder Aroniabällchen auf dem Markt.

Stichwortverzeichnisse

Stichwortverzeichnis zu den Rezepten

Stichwortverzeichnis zu Therapien